Nursing Today
ブックレット・20

妊娠を知られたくない女性たち

◉目次

二〇二二年九月、法務省・厚生労働省より都道府県等に対し、事務連絡「妊婦がその身元情報を医療機関の一部の者のみに明らかにして出産したときの取扱いについて」が発出されました。いわゆる「内密出産」に対するガイドラインに該当する文書です（以下、GL）。「内密出産」とは、ドイツで法制度化されている取り組みに倣《なら》ったもので、本GLは、熊本市における国内初の「内密出産」に対応するために同市が法務省・厚生労働省に向けて行った照会への回答に基づきまとめられました。なお、「内密出産」を導入した病院は、いわゆる「赤ちゃんポスト」を設置していることでも知られています。

たとえば、日本における「心中以外の生後〇日児虐待死」は高率ですが、その背景として、妊婦（女性）の孤立が指摘されています。予期せぬ妊娠をし、個人的にも社会的にも相談できる／相談したい相手がいないまま期限を迎え、そうした選択に至ることがあります。上記のような取り組みは、こうした虐待死、そして、自宅などでの危険な出産を防ぐことを目的としています。

一般的には慶事とされる妊娠・出産を、「誰にも知られたくない」という女性たち――本書では、GL発出というトピックを糸口に、女性たちの背景から日本社会・現制度の課題、さらに、さまざまなプロセスにおいて彼女らと関わる医療職に期待される役割について考察します。（編集部）

一般社団法人全国妊娠SOSネットワーク：女性への支援不足を課題と考え、地域および全国の妊娠相談窓口の質の向上と支援ネットワーク作りによって生後〇日・〇か月児の虐待死、虐待の重症化、子の遺棄、妊婦健康診査未受診による飛び込み出産、長期施設養育などを防ぐことを目的に、二〇一五年一一月設立。相談対応のほか、相談員育成研修、各種関係学会でのシンポジウムの企画、政策提言などに取り組む。
https://zenninnet-sos.org/

「知られたくない」女性たち

佐藤 拓代

さとう・たくよ◉一般社団法人全国妊娠SOSネットワーク代表理事／公益社団法人母子保健推進会議会長／元大阪府立病院機構大阪母子医療センター母子保健情報センター長／医師

「知られたくない」妊娠

妊娠検査薬で陽性と出たとき、たとえば、性風俗などによる妊娠や、親からすると学生などの発達途上の娘の妊娠、そして何よりも性行為のパートナーが妊娠を受け入れられない場合、女性は産むか産まないか混乱に陥る。このような女性が一般的な妊娠・出産の相談窓口に相談してきても、妊娠検査薬では妊娠が不確実だからと、「まずは医療機関を受診して妊娠しているかどうか、今、何週なのか診てもらってください」と対応されてしまうことがよくある。

しかし、女性たちは妊娠の確定、妊娠週数の確定を求めて相談しているわけではない。相談を受ける者は、まずは彼女らが混乱していることを受け止めなければならない。各地の予期せぬ（知られたくない）妊娠の相談窓口でも、女性が選択することを対応者が「指導パターン」で指示するのではなく、悩みながら選択する女性自身の方向性を支持することが始まっている。予期せぬ妊娠の背景には多種の要因が関係してくるが、すべてが相談により解決することばかりではない。しかし、悩みながら白らどうするか決めることへの伴走は、今後の女性の人生に影響する重要な支援である。

筆者は、小児科、産婦人科、新生児科（周産期）での十年間の臨床経験後、大阪府に入職して二十三年間を保健所などで、その後退職までと退職後の数年間は周産期医療の病院で、公衆衛生医師として働いた。長い公衆衛生医師の活動に、短い臨床の経験が筆者の選択する方向を裏打ちし、妊娠期からの子ども虐待予防がライフワークとなった。そして、重大な事件などの背景にある「赤ちゃんに生まれてほしくない」ことへの支援がほとんど行われていないことに気づいた。二〇一一年一〇月に大阪府から性と健康の相談センター事業（二〇二一年度までは女性健康支援センター事業）の委託を受け、職場である周産期医療機関に予期せぬ妊娠の相談窓口「にんしんＳＯＳ」（ホームページでは「思いがけない妊娠等の相談窓口」）を設置した。都道府県レベルで予期せぬ妊娠に特化した、初めての相談窓口である。柔らかく平仮名表記で「にんしん」とし、匿名で相談でき、電話とメールで対応していることをホームページで示すと、多くの相談が寄せられた。後に続く各地の窓口は、「にんしんＳＯＳ●●」と、地名をつけているところも出てきている。[*1]

大阪府のにんしんＳＯＳは、相談件数が開設当初の年間八二八件から急増し、二〇一八年をピークに一、七四八件に達した。その後、新型コロナウイルス感染症（COVID-19）の勃発もあり、二〇二〇年度には九二七件に減少したが、翌二〇二一年度には一、三九一件と増加した。[*2]当初は大阪府外から寄せられるものが約七割であったが、二〇二〇年度には三八・六％に減少し、相談件数と同様に翌二〇二一年度は五一・二％と上昇した。[*3]

＊1　全国妊娠 SOS ネットワーク：全国のにんしん SOS 相談窓口．https://zenninnet-sos.org/contact-list
＊2　大阪府：「にんしん SOS」相談実績．
https://www.pref.osaka.lg.jp/attach/3964/00212603/2021soudannjisseki.pdf
＊3　大阪母子医療センター年報：大阪府委託事業「にんしん SOS」．
https://www.wch.opho.jp/center/activities/nenpo.html

COVID-19が落ち着きを見せると、大阪府外からの相談が増えている。大阪府以外からの相談では、相談を受け止めつつ、各自治体には妊娠期から対応する保健師がいることを伝え、妊婦がいる地域につないでいる。しかし、はじめのころは、特に高校生の妊娠などに関しては、つないだ自治体の保健師は相談に対応すると言ってくれても、上司が「未成年は親の承諾がないと相談を受けられない」と反対することもたびたびであった。

虐待による子どもの生後〇日死亡《ゼロ》（後述）に関心が高まり、二〇一六年の母子保健法改正で第五条に「乳児及び幼児に対する虐待の予防及び早期発見に資するものであることに留意するとともに、その施策を通じて、前三条に規定する母子保健の理念が具現されるように配慮しなければならない」と、母子保健分野でも子どもの虐待予防が位置づけられた。これにより、「親の承諾がなければ」といった対応は減少したが、相談女性が〝SOS〟の状態にあることを受け止めて、今後の方向性は女性自身が選択して決めるという対応や、関係機関の支援に課題を抱えるところがあった。

そこで、このような予期せぬ妊娠に対応している窓口の有志が連携し、二〇一五年、相談窓口のネットワーク作りと相談の質の向上を目指して「全国妊娠SOSネットワーク」（以下、全妊ネット）が立ち上がった。公益財団法人日本財団の支援も受けつつ、相談窓口の立ち上げ支援、相談対応者の電話やメール相談の質向上の支援、意見交換会などを行うとともに、地域関係機関の連携を目指して、基礎編研修（一日）やその受講者が参加でき、「貧困・生活保護」「特別養子縁組」「性風俗」から二テーマを選択するアドバンス編研修（一日）を実施している。また、一般社団法人日本子ども虐待防止学会などの学術集会では、予期せぬ妊娠やその対応への理解を深めていただく目的でシンポジウムを企画し発表を行っている。研修などでは、保健師や助産師などの医療職員に加え、養護教諭などの教員や児童福祉職員などの関係者が参加し、相談窓口ばかりではない予期せぬ妊娠への理解と対応が広がってきた。

生まれたその日に命が失われる〇日死亡

相談窓口の支援を行っていると、「親にはばれたくない」「親にわかったら殺される」、また、妊娠したことをパートナーに告げると「電話に出なくなった」「LINEをブロックされた」など、最も関係が深く支援してほしい人から、困惑や混乱すら受け止めてもらえない深刻な状況があることがわかった。この苦しみの中、どこにも誰にも相談できないと、孤立した出産に至ってしまう。母児ともに危険な状況を乗り越えても自ら育児することができず、いわゆる「赤ちゃんポスト」である、熊本市の慈恵病院が設置する「こうのとりのゆりかご」に産後の不安定な体で預けに行く親もいる。しかし、意図的、もしくは無意識に子どもの生を受け止められず、生まれたその日に児が亡くなる事件が起こっている。

日本の虐待による死亡事例は、厚生労働省社会保障審議会の専門委員会による「子ども虐待による死亡事例等の検証結果等について」により二〇〇五年の第一次報告から年に一回報告されており、二〇二二年の第十八次報告では二〇二〇年度の事例が報告されている。[*4] 心中以外の虐待死亡事例は第十八次報告までで九三九人で、年齢等の割合では生後〇日死亡が一七三人（一八・四％）と非常に多かった**（図1）**。十八歳未満児が対象であるため、三六五日×十八歳の中の最初の一日、すなわち六、五七〇分の一どころではない数である。また、生後〇日であるとはっきり判断できるのは、死体がいつ死亡したのかがわかる場合のみで、実際には〇日で死亡していても、死体が発見されるのが遅かった場合は、骨格などから「〇歳死亡」とされている。〇日死亡と判断できるのはかなり限られており、死体が川や海に流されたり、地面に埋められたりして見つからない多数の〇日死亡があるのかもしれないと危惧する。

〇日死亡の各国の状況はどうであろうか。子ども虐待に関する取り組みが進んでいる国では、〇歳児の死亡データはあったが、〇日死亡のデータは筆者が探す限り見つけることができなかった。視察などの際に各国の虐待に関わる専門職にたずねても、〇歳死亡は把握していても〇日死亡はわからないと答えられ、〇日死亡は日本独特の事態である可能性がある。

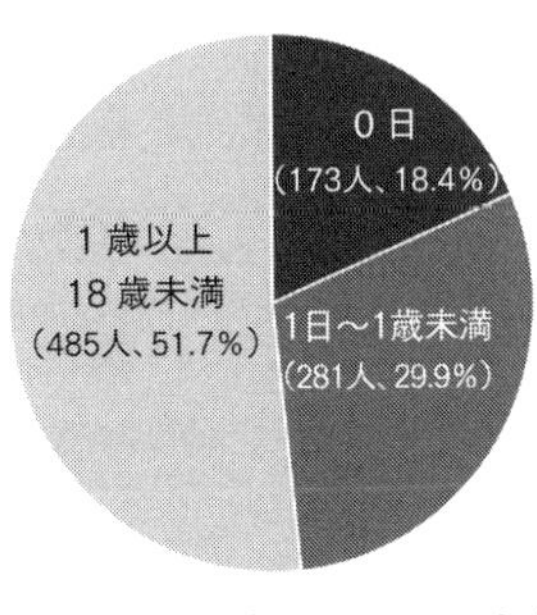

図1　心中以外の虐待による死亡事例の年齢等による割合

（第1次～第18次「子ども虐待による死亡事例等の検証結果等について」により作成）

＊4　厚生労働省社会保障審議会児童部会児童虐待等要保護事例の検証に関する専門委員会（2022）：子ども虐待による死亡事例等の検証結果等について（第十八次報告）．
https://www.mhlw.go.jp/stf/seisakunitsuite/bunya/0000190801_00006.html

検証報告から見る〇日死亡の背景

厚生労働省による心中以外の虐待死亡事例の検証では、実母の妊娠期の問題が第三次報告から取り上げられている。直近の第十六次～第十八次の三回の報告では、虐待死全体は一六〇人で、〇日死亡は二四人（一五・〇％）であった。二四人の実母の妊娠期の問題は、**図２**に示すように「若年妊娠」が二五・〇％であるが、たとえば二〇二一年では母親が十九歳以下での出生数は五、五四二人で、全出生数の〇・六八％にすぎないことからも、非常に多いと言える。

また、「予期しない妊娠／計画していない妊娠」は五〇・〇％と多いが、「予期しない妊娠」と「計画していない妊娠」は、妊娠に至る背景が同じではない。「予期しない妊娠」は、「妊娠すると困る」ニュアンスが強く、「計画していない妊娠」は、「妊娠する予定はあるが、今ではない」という婚姻関係などにあり、コンスタントに性行為をしているカップルなどではないかと考えられる。市区町村に妊娠の届出をするときにアンケートなどの記載を求められるが、「この妊娠は計画していましたか」などの質問に肯定的回答をしなかった妊婦がここに含まれると考えられる。現場感覚では、

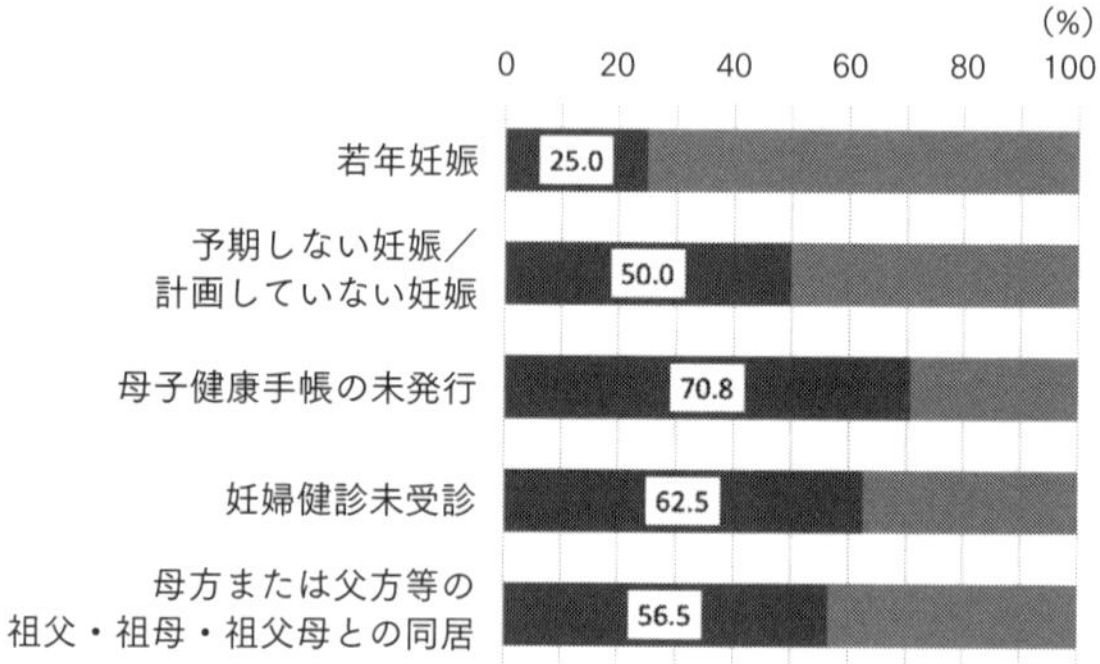

図２　０日死亡事例における実母の妊娠期の問題など

（第 16 次～第 18 次「子ども虐待による死亡事例等の検証結果等について」により作成）

「予期しない妊娠／計画していない妊娠」が半数とは非常に多い。

また、「母子健康手帳の未発行」「妊婦健診未受診」は、サービスを受けなかった女性を把握することであるため、通常は困難である。死亡事例が把握されたことで国などが市区町村に問い合わせをかけてわかったのではなかろうか。その背後に、多くの困難な状況にある妊婦が行政サービスの入り口に辿り着けていないことを示している。

図2には、同報告における、実母の妊娠期の問題以外の記述から、祖父母等との同居についても示した。約半数が母方または父方の祖父母の一人または二人と同居していない。同居していた半数が、妊娠を隠し通す、あるいは親が多忙で娘と話す機会がなかったなど、親に打ち明けることができず、親も気づいておらず、親子関係の問題があったことが示唆される。

誰にも相談できず抱え込んでいても、時期が来れば陣痛が起こり出産に至る。介助があれば、会陰部を広げ、適切に呼吸を整え、母児ともに負担が少ない出産が期待できる。しかし、たとえパートナーがいても医療の手が入らない出産は、母児ともに危険が伴うこともある。**図3**に、〇日死亡事例の出産場所を示した。医療機関での出産は〇％であり、自宅が七三・二％、自宅外が二六・八％であった。母親の手当てができないのはもちろん、出生した児が低体温にならないよう皮膚表面の羊水などを拭き取

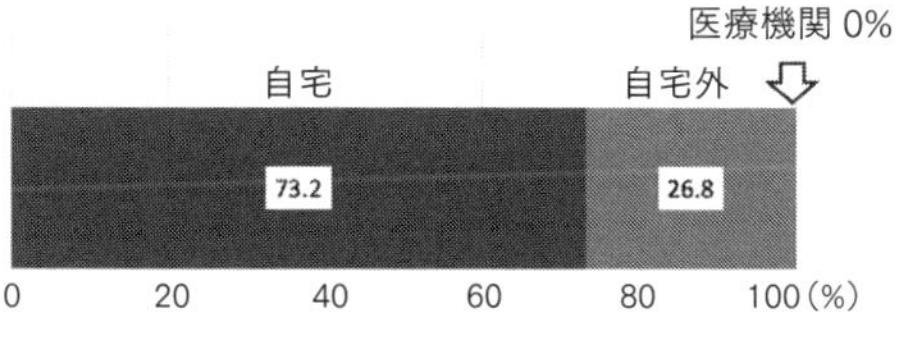

図３　０日死亡事例における出産場所

（第１次～第 18 次「子ども虐待による死亡事例等の検証結果等について」により作成）

り、保温、口腔内の粘液などの処置ができなければ、〇日死亡が起こりかねない。母児の安全のために、隠し通したい女性が出産できる手立てが必要である。

人工妊娠中絶と〇日死亡の距離

予期せぬ妊娠の相談窓口に関わった経験からすると、「人工妊娠中絶」と「出産した児の命をなくすること」の距離が非常に近いととらえられているのではないかと感じる。

日本では、費用の問題、同意書の問題が解決すれば、人工妊娠中絶のハードルは低く、当事者の申し出によって手術が行われる。

母体保護法では、第二条2項により「人工妊娠中絶とは、胎児が、母体外において、生命を保続することのできない時期に、人工的に、胎児及びその附属物を母体外に排出することをいう」とされている。この「時期」に関しては、一九四八年制定の優生保護法では、一九五三年発出の通知で「通常妊娠第八月未満」、一九七六年に「通常妊娠第七月未満」、一九七九年に「通常妊娠満二十三週以前」、一九九一年に「通常妊娠満二十二週未満」に短縮され、現在に続いている。なお、優生保護法は一九九六年に母体保護法に改正された。「妊娠週数の判断は、指定医師の医学的判断に基づいて、客観的に行うものである」とされているが、一週間や数日の違いはなんとかなるのではと考えている妊婦や親がいる。

日本でもかつて、年間出生数が二百万人をはるかに超えていたころには「ヤミ中絶」が行われ、飢饉の年には生まれた子どもに濡らした障子紙をかぶせて窒息させることもあったという。子どもの人権ではなく、親の都合で子どもの命が左右されていたのだ。人工妊娠中絶手術が高額で受けられない、中絶が可能な時期を過ぎているなどの理由でやむなく出産に至り、子どもの命が失われることがないよう、予期せぬ妊娠をした女性が二十一週六日を過ぎ、出産しても育てられない場合には、特別養子縁組*5などの方法があることなどを細やかに示して支援する必要がある。

手術の同意書については、父親にも子どもの命に責任があることから求めるということと、人工妊娠中絶が医療行為であり、日本における医療行為のほとんどが親族等の承諾書をとっていることの二つの問題がある。

前者については、母体保護法に、医師の認定による人工妊娠中絶として次の記載がある。

第十四条　都道府県の区域を単位として設立された公益社団法人たる医師会の指定する医師（以下「指定医師」という。）は、次の各号の一に該当する者に対して、本人及び配偶者の同意を得て、人工妊娠中絶を行うことができる。
一　妊娠の継続又は分娩が身体的又は経済的理由により母体の健康を著しく害するおそれのあるもの
二　暴行若《も》しくは脅迫によつて又は抵抗若しくは拒絶することができない間に姦淫《かんいん》されて妊娠したもの
2　前項の同意は、配偶者が知れないとき若しくはその意思を表示することができないとき又は妊娠後に配偶者がなくなつたときには本人の同意だけで足りる。

つまり、配偶者が知れないときなどの限られた場面だけで中絶ができるとしている。しかし、配偶

*5 養子となる子どもが産みの親との法的関係を解消し、実子と同じ親子関係を養親と結ぶ制度。

者でない相手との性行為による妊娠でも、医療機関からすると勝手に中絶したと民事裁判で訴えられる可能性があり、医療機関側が防衛的に同意書を求める場合がある。これに関連する事件として、二〇二〇年六月、愛知県で二十歳の未婚女性が公園のトイレで出産した児を遺棄したケースがあったが、法的には必要のない相手の同意を求められ、複数の医療機関で中絶を断られた末の出産だったことが明らかになっている。

日本医師会が二〇二〇年に厚生労働省に対し、「暴行若しくは脅迫によって妊娠したものについては、本人及び配偶者の同意を得て、人工妊娠中絶を行うことができることとされているが、強制性交の加害者の同意を求める趣旨ではない」ととらえてよいかと疑義照会を行った。厚生労働省は、「そのとおりである」との回答と同時に、二〇二〇年一〇月に都道府県等の自治体宛てに、「暴行若しくは脅迫」がこれまでの「相当厳格に行う必要があり、いやしくもいわゆる和姦によって妊娠した者がこの規定に便乗して安易に人工妊娠中絶を行うことがないよう」を、「該当しない者が、この規定により安易に人工妊娠中絶を行うことがないよう」と改正する通知を発出した。「暴行もしくは脅迫が虚偽かもしれない」というニュアンスが薄められたが、ドメスティック・バイオレンス（DV）の一つである「避妊に協力してくれない」などの訴えが反映されているとは言いがたい。

さらに、人工妊娠中絶には、手術方法の問題もある。初期では吸引や搔爬《そうは》が、中期では分娩が行われている。搔爬では子宮を傷つけたり出血したりする頻度が高く、痛みがあることから世界保健機関（WHO）はやめるよう求めており、厚生労働省も二〇二一年七月、日本産婦人科医会などに対し、

ＷＨＯのガイドライン[*6]を引用し、国際的な動向を踏まえるよう通知を発出している。

このように、日本では中絶に関する問題は解決されずに続いているが、方法に関しては、二〇二三年四月にＷＨＯが安全で効果的な方法として推奨している中絶するための服用薬物が厚生労働省審議会で承認を了承され、明るい兆しが見えてきた。

高額な出産費用と中絶費用

二〇二二年の出生数は、予測より減少が早まり、八十万人を切った。日本では妊娠・出産は病気ではない（生理現象）として、保険診療は適用されない。健康保険より出産育児一時金が支給され、二〇二三年度より五十万円となったが、四十二万円であったころには医療機関を退院する際にこの金額を超える部分を納めなければならないこともまれではなかった。出産費用が高額であることも、子どもを持つハードルを高くしている。

中絶費用も高額である。保険適用ではなく自由診療であるため、医療機関により異なるが、妊娠十二週までの初期中絶では十五万〜二十万円程度、妊娠十二週を超えた中期中絶では数十万円にのぼる。中期中絶では死産扱いにより出産育児一時金の支給があるが、死産届を市区町村に行う必要がある。中期中絶は母体への負担も大きく、高額な費用に躊躇しているうちに妊娠二十一週六日を過ぎると、母体保護法により中絶することができず出産するしかなくなる。

さまざまな事情で人工妊娠中絶ができない女性が、出産を手助けしてくれる人がいない孤立出産に

＊6　World Health Organization：Abortion care guideline.
https://www.who.int/publications/i/item/9789240039483

至り、死産または生産に至ってしまう。生産でも分娩途中や直後に女性の意識がなくなった、あるいは児が大きな泣き声をあげたことで動揺したなどで消極的、積極的に命を奪ってしまうと、生後〇日死亡が起こる。「にんしんSOS」には、「中絶費用が安いところを教えてほしい」との相談がよく入る。人工妊娠中絶は女性の体への負担が大きく、心理的にも、中絶をしたことがトラウマになることもある。医療機関の費用リストを作って答えるのではなく、産めない理由を把握し、一緒に解決する支援こそが必要である。

「誰にも相談できないこと」が意味するもの

妊娠したことを、パートナーにも自分の身近な大人にも言えない孤立した女性がいる。また、パートナーには言えたとしても、自分の親、特に母親には言えないと相談してくる人は多い。「絶対、(母)親には言えない」「親に知られたら殺されるかもしれない」。女親と娘の関係は、姉妹や友人かと思えるほどきわめて親密なこともあるし、「親が知ったらほめてくれそうなことだけは言える」という関係であったりもする。娘も性行為で生まれているのに、母親は自分の性行為を肯定的にとらえることができなかったのかもしれない。妊娠したことを「誰にも相談できない」と相談が入ったとき、「親に相談できませんか」と返すより、「親にも相談できないのだ」ととらえるべきである。性行為のパートナーには相談できないこともあろうが、親に相談できれば支援は得られるはずだ。予期せぬ妊娠が困難に陥るのは、親に相談できないからこそ、と考える必要がある。

では、なぜ、親に相談できないのであろうか。優等生で親の期待を裏切らない娘でも、親が知らない性行為をし、しかも妊娠したら、親にとっては裏切りとなる。子どもの数が減少し、親は子どもに対し、「よい教育を受け、よい会社に就職してほしい」という思いを強くしているものの、親世代のころのように、少しがまんすれば給料が上がるような時代ではなくなってしまった。

苦しむ女性が十代後半〜二十代とすると、親は五十代前後であり、妊娠・子育てをした時期は一九九〇年代〜二〇〇〇年代ごろであろう。一九九一年の世帯あたり年間平均所得は六二八・八万円であったが、その後、増えることはなく、二〇一八年には五一四・一万円に減少した（**図4**）。自分たちがパートナーを選び、子育てをしていた時期はがまんすれば収入が伸びる時期であったが、がまんしても収入は増えにくくなってしまった。また、いくら親が高学歴を望み叱咤激励しても、すべての子どもが親の期待に沿うかと言えばそうではない。親が子どもに期待することは、親自身も自分が期待する人生を歩んでいないことの裏返しであるかもしれない。ほかにも、

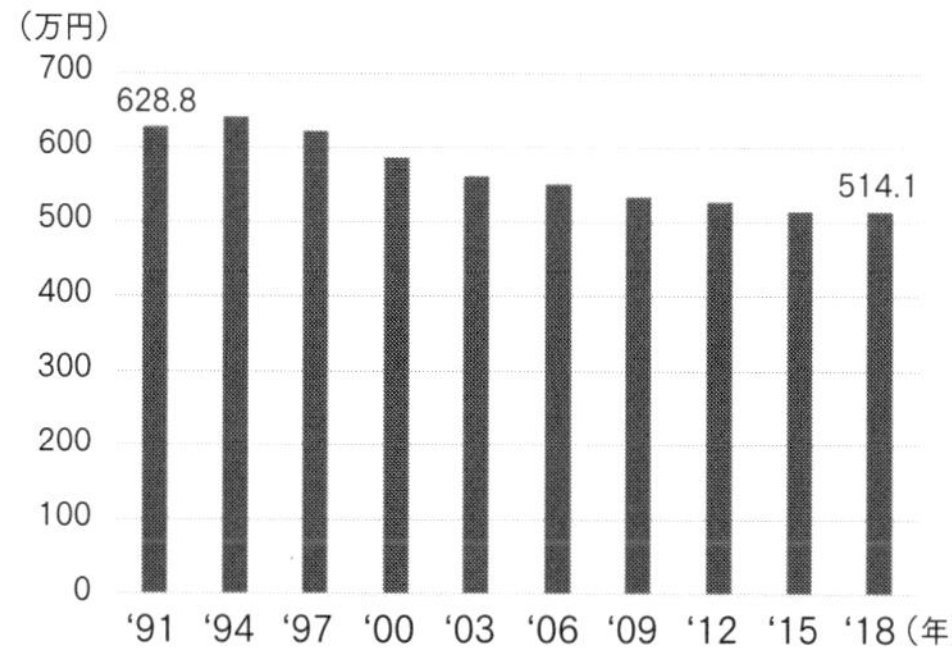

図4　1世帯あたり平均所得金額（全世帯） *7

（厚生労働省政策統括官付参事官付世帯統計室「国民生活基礎調査」をもとに厚生労働省政策統括官付政策立案・評価担当参事官室において作成）

*7　厚生労働省（2020）：令和二年版厚生労働白書.
https://www.mhlw.go.jp/stf/wp/hakusyo/kousei/19/index.html

夫との関係など、さまざまなことが娘に対する期待となって現れてくる。こうした親の期待を裏切ってしまうとわかるからこそ、「親に言えない」ことになるのではないか。

第十五次の死亡事例検証で、このような事例が報告されていた。

【遺棄事例：〇日・男児】実母からのネグレクトで死亡。十代の実母が外出先で出産し、遺体を放置。実母は「赤ちゃんを助ける気持ちよりも誰にも知られたくない気持ちの方が強かった」と話した。

この実母の思いには胸を打たれる。「誰にも知られたくない」とは、特に「親に知られたくない」思いである。日本の妊娠・出産に関する社会的不備と、親と娘との関係の複雑さこそ、検証報告が第十八次にまで至っても〇日死亡を予防できないことの背景であろう。政府の掲げる「異次元の少子化対策」は、妊娠・出産に関する負担を少なくすることと、生活の未来に希望が持てるようにすることにある。

「内密出産」とは——先進国・ドイツでの取り組みを視察して

松岡 典子

まつおか・のりこ◉一般社団法人全国妊娠ＳＯＳネットワーク理事／特定非営利活動法人ＭＣサポートセンターみっくみえ代表／助産師

ドイツにおける「予期せぬ妊娠」をした女性への支援のあゆみ

ドイツでは、その歴史的背景から、生命の尊厳と絶えず向き合い続けてきたと言われている。

同国でも人工妊娠中絶（堕胎）は犯罪とされるが、母体の生命などに危険を及ぼす場合と、犯罪による妊娠については、処罰されないことになっている。それ以外の、予期せぬ妊娠をし中絶を希望する妊婦に関しては、一九八二年制定の「妊娠葛藤の回避及び克服のための法律」（以下、「妊娠葛藤法」[*1]）が規定する「妊娠葛藤相談所」（以下、相談所）で助言を受けたという証明書の取得が、中絶の要件となっている。

しかし、予期せぬ妊娠をした人は、そもそもこの相談につながらないこともあり、自宅などで安全ではない出産に至るケースもある。その対応策として、医療機関にて匿名で出産できる方法（「匿名出産」）がとられるようになった。さらに、生まれた子が遺棄されることへの対策として、福祉施設や医療機関などに、匿名で子を預けることができるボックス、Babyklappe《ベビークラッペ》が設置された。klappeとは、ド

＊1　渡辺富久子訳（2014）：妊娠の葛藤状態の回避及び克服のための法律（Gesetz Vermeidung und Bewältigung von Schwangerschaftskonflikten）. 外国の立法, 260：72-82.

イツ語で「扉」を意味する。いわゆる「赤ちゃんポスト」である。これらはいずれも「合法とは言えない」とされながらも、現実的かつ緊急の方法としてそれを希望する、あるいはそうせざるをえない女性たちのために実施されたものである。

しかし、この方法は子どもの命が救われ、女性が安全に出産できるといった側面は確保されるものの、その子どもは自分の出自を知ることができず、それは子どもにとって大いなる人権侵害であるとの批判が、国内でも長きにわたり続いていた。こうした課題や批判に対応し、国としての責任を明確にすべく二〇一四年に制定されたのが、「妊婦に対する支援整備と内密出産の規制に関する法律」(以下、「内密出産法」)である。

このように、ドイツでは妊娠葛藤への公的な相談体制が確立し、さまざまな背景を抱える女性たちへの支援が、制度内外を問わず、妊娠期から切れ目なく行われるようになった(**表1**)。予期せぬ妊娠への支援先進国であると言えよう。ここでは、二〇一七年六月に筆者らが現地を視察した際に見聞きしたことも交え、ドイツにおける「内密出産」制度成立までのプロセスや制度の概要、支援の現状について紹介する。

表1　ドイツにおける予期せぬ妊娠をした女性の選択肢

	匿名出産	ベビークラッペ	内密出産
法の規定	×	×	○
子どもが出自を知る権利	×	×	○
医療機関での安全な出産	○	×	○
出産費用の負担者	出産する医療機関	―	連邦局

「内密出産」制度以前の支援と制度

「妊娠葛藤法」で規定される妊娠葛藤相談所

前述のように、ドイツでは、予期せぬ妊娠をした女性が中絶を希望する場合、妊娠十二週以内、そして中絶手術の三日前までに、「妊娠葛藤法」で規定される相談所で助言を受けたという証明書の発行を受けることが要件となっている。相談所は法に基づく施設であり、認可制で、自治体や宗教団体、民間団体などにより運営されている。国内に千六百か所程度設置され、相談員の数はその地域の人口四万に一人という規定[*2]があり、その地域に必要な人数の相談員が配置されている。また、予期せぬ妊娠で生まれた子どもを養子に出すことができる制度があり、州や州の認可を受けた民間団体などがこれを担い、命の誕生とその後の育ちに責任を負っている。

「妊娠葛藤法」による支援の基本は、「相談と（同行）支援」である。これは、予期せぬ妊娠をした女性たち、特に危機的状況に至る可能性のある人たちにとって、さまざまな機関に出向くことはハードルが高いと想定されるためである。また、同法には、次のような相談・支援の対応の基本的項目が設けられているが、日本において予期せぬ妊娠をした女性への支援や対応にも大いに役立つものと筆者は考えている。なお、同法では、中絶を行う医師は相談員にはなれない[*3]ことも定められている。

＊2　同法第四条　相談所の公的助成（一）に、相談員の人数規定がある。
＊3　同法第四条（三）四に、相談所認可の要件として、妊娠中絶を行う施設と組織的または経済的な利害関係がなく妊娠中絶の実施による相談施設の実質的な利害がないこと、と規定されている。

〈「妊娠葛藤法」第五条　相談の内容〉（抜粋）

・基本的姿勢として、結論を決めないで相談を行う。
・妊婦が中絶を検討している理由を話すことを期待する～妊婦に対して面談および協力の意思を強要しない。
・事情により必要となるあらゆる医学的・社会的・法的な情報の提供、母子の法的請求権および現に可能な支援や特に妊娠の継続を図り、母子の状態を改善するものについて説明する。
・妊婦がさまざまな支援を希望した場合の事後ケアとして、望まない妊娠を回避する方法を伝達する。　など

制度外の方策――「匿名出産」と「ベビークラッペ」

「妊娠葛藤法」による相談・同行支援が開始しても危機的状況に陥る妊婦は依然存在し、養子縁組制度があっても子の遺棄や殺害はゼロにはならなかった。医療機関での出産をしない妊婦も変わらず存在していた。そのような妊婦の受け皿として、一九九九年ごろから、妊婦が名乗らなくても医療機関が受け入れて安全に出産させ、立ち去ることができるようにした。これが「匿名出産」である。そして、同じころに動き出したのが、医療機関以外で出産した子どもを匿名かつ人に知られない方法で預け去ることができる「ベビークラッペ」の設置である。これは、子どもの命と安全を守るための緊急的な非常手段として位置づけられていた。そしていずれも、「合法ではないが違法とまでは言えない」という曖昧な判断のまま継続された。「妊娠葛藤法」による公的な制度が開始されて以降も、その現実と向き合う人々によってさまざまな受け皿や支援が提供されたのである。子どもの命、女性の尊厳を守りたいという人々の強い意志の表れと言えよう。

このように、ドイツには、常に公的支援がありながらも、それにつながらない人々に対する策を民間機関などが探り実施してきた歴史もある。ただ、当然ながら課題とされるのが、「匿名出産」で生まれた子どもや「ベビークラッペ」に預けられた子どもが自分の出自を知ることができないという重大な人権侵害である。

ドイツの「内密出産」制度

「内密出産法」制定まで

こうした課題を重く受け止め、子どもの「出自を知る権利」、産む側である女性の「身分を隠したい権利」をそれぞれどう保障するかといった視点で検証が行われ、双方の権利を守るべく制定されたのが「内密出産法」である。二〇一四年五月に施行された本法は、「妊娠葛藤法」の中に位置づけられている。[*4] そのため、「内密出産」を希望する場合も相談所での相談は必須であり、相談所は重要な役割を果たすことになっている。筆者らが視察の際に出会った相談員たちの対応の質も非常に高いものであったが、本制度にはそうした適正な対応のできる能力が必須条件であろう。

「内密出産」の相談・実施の流れ

「内密出産」は、二段階の相談体制[*5]で実施される。つまり、匿名での出産を希望する妊婦に対し、優

＊4　同法第六章第二十五条〜第三十四条に、「内密出産」についての規定がある。
＊5　同法第二十五条「内密出産」に関する相談の項に、相談対応についての規定がある。

先的な目標としてまず、子どもとの生活を決意できるように支援が提供される。その支援があってもなお匿名での出産を希望する妊婦に対し、その手続きや法的効果などの相談が始まるのである。このように、匿名での出産を希望する妊婦の意向を最初から許容し、即、その手続きが進むわけではないという点は重要である。そしていよいよ「内密出産」についての相談となった場合は、生まれてくる子どもにとって特に自分の「出自を知る権利」がいかに重要であるかについて、その相談過程で十分に伝えることとされている。この段階で提供する情報は、①「内密出産」に関する手続きとその法的効果、②子どもがその出自を知る権利、③父親の権利、④養子縁組の手続き、⑤子どもが出自を知りたいと申し出た場合の手続きと出産した女性の匿名性の維持の権利などで、「内密出産」を選択した後の妊娠・出産、子どもが十六歳になるまでの手続きなどの流れは、24頁の**図**のとおりである。

「内密出産」で生まれた子どもが出自を知る権利を行使できるのは、その子どもが十六歳になったときであり、母親の出自証明書の開示請求が可能となる。その一年前には、子どもからの開示請求を母親が拒否する意思を表明することができる。双方の利益が相反した場合は、家庭裁判所が判断する。

ドイツでは、予期せぬ妊娠をした女性の「知られたくない」という事情が最大限に考慮された上で、安全に出産するための支援と、子どもが出自を知る権利を保障していくための多様な選択肢が存在している。そこからは、自己決定を支える仕組みと、社会が人の権利に真摯《しんし》に向き合う姿勢が見受けられ、そしてそれは、「内密出産」制度開始後も、制度外の「ベビークラッペ」などがなくならないことからもうかがえる。

「内密出産」制度開始後の状況

「内密出産」制度は、施行三年後にそれまでの取り組みについて評価を行うことになっており、二〇一四年五月一日〜二〇一六年九月三〇日の実施状況について、次のように報告された。*6

「内密出産」制度利用の前段階の相談については、制度導入時に、広く有効な周知をすることが規定され、それが実践された。電話やチャットなどによる相談は、ドイツ全土で六万五千件以上にのぼり、一万二千人以上の妊婦から具体的な妊娠相談を受け、さらにそのうち千二百人が「内密出産」の相談に至り、その結果、二四九件の出自証明書が提出された。千二百人のその後の内訳（推計）は、約二〇％が実際に「内密出産」を選択、二六％が子どもと暮らすことを選択、一五％が通常手続きの養子縁組、四％が「ベビークラッペ」の利用を選択、八％が中絶、その他は不明であった。

この調査結果からも、多くの妊婦が相談対応の中で多様な選択をしていることがわかる。中でも筆者が正直驚いたのは、制度外の「ベビークラッペ」の利用に至った例があったことである。そしてこれは、匿名性を希望する背景や、その女性の心理・社会的背景を理解した上での相談対応を実施することにより、「内密出産」以外の正規の方法に向かわせることができることを示唆している。すべての基本が制度の周知であることは間違いなく、周知なくして効果にはつながらないのである。

なお、この調査結果から、国は総合的な判断として「内密出産」制度の導入は成功であったと評価している。

＊6　阪本恭子（2017）：平成 28 年度〜平成 30 年度科学研究費助成事業〔基盤研究（C）〕「日独両国の赤ちゃんポストと関連諸問題における出自を知る権利の扱いに関する研究」研究成果報告書　ドイツ連邦家族・高齢者・女性・青少年省編「妊娠支援の拡大と内密出産の規定のための法律」に基づいて実施したすべての取り組みと支援の効果に関する評価調査 抄訳 2, p.9-11.

「内密出産」を望む妊婦の手続き

相談所にて母親の身元を明かす証書（出自証明書：**写真 1**）を作成・厳封	母親の仮名《かめい》と希望する子どもの氏名を申告

相談所は「内密出産」を希望する妊婦の情報を出産する医療機関に伝える

↓

母親が仮名で医療機関で出産

出産医療機関は子どもの出生日時を相談所に通知	相談所は養子縁組あっせん機関に通知※1

↓

原則 1 週間以内に出生の届出（身分登録法）

医療機関の施設長が届出	母親の仮名で登録可能

↓

16 年後、子どもが出自を知る権利を行使可能

満16歳になれば出自証明書の開示を請求可能 → 母親が異議を出さなければ開示可能

その 1 年前、子どもが満 15 歳に達すると母親は相談所に対し、自分の身分情報開示に異議申し立てが可能

↓

例：子どもの出自を知る権利と母親の匿名性の権利の主張が相反する場合

家庭裁判所が判断※2

※1「内密出産」の親は養子法適応上、長期行方不明者として取り扱われるため、養子縁組についての親の同意は不要。

※2 家庭裁判所の判断基準：母親の出自情報の閲覧によって、母親の身体・生命・健康・個人の自由などに関する利益が、子どもの利益を上回るかどうかで判断される。この判断でこの開示請求が認められなかったとしても、その後早ければ 3 年で子どもは再度開示請求ができる。

図 「内密出産」選択後の流れ―妊娠から出産、子が 16 歳になるまで―

（内密出産法第 26 条～第 30 条を参考に筆者作成）

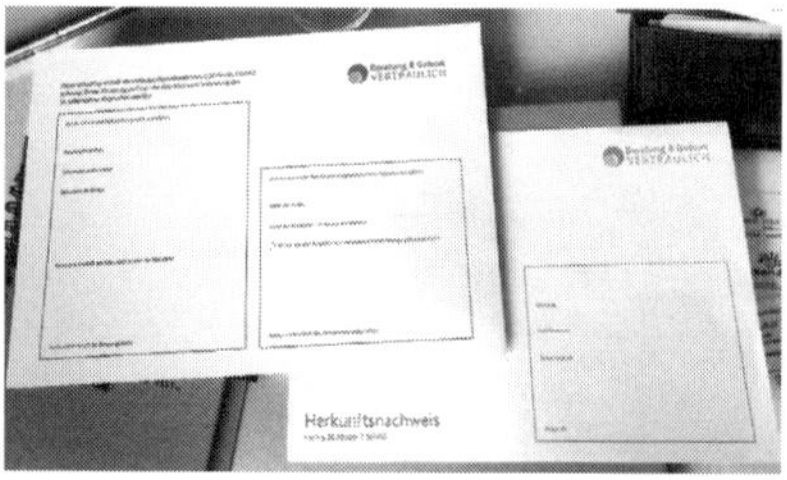

写真 1 出自証明書

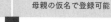

ドイツにおける支援の現場を視察

二〇一七年六月、筆者ら一般社団法人全国妊娠SOSネットワークの理事は、予期せぬ妊娠をした女性たちへの相談対応や、関連する社会制度などの実際を視察するべく、ドイツに向かった。訪れたのは、ケルン市およびフランクフルト市内の四か所の相談所と、「ベビークラッペ」を設置している二か所の医療機関である。

以下、その際のインタビューに基づき、ドイツでの支援の実際を紹介する。なお、先ほど紹介した「内密出産」制度の評価報告書が公表されたのが二〇一七年七月一二日であるため、本視察はその前ということになる。

医療機関設置の「ベビークラッペ」

「ベビークラッペ」は、保育所や教会、医療機関など、さまざまな機関で設置されている。このとき視察した二か所の医療機関に設置された「ベビークラッペ」に預けられた子どもは、一つは十五年間で三一人、もう一つは十年間で二人とのことだった。

「十年間で二人」程度の頻度なのであれば、設置を見直す可能性もあるのではないかと筆者がたずねたところ、その医療機関の医局長は、「数の問題ではなく、これを設置することで救える命があるということに大きな意義があるのだ」と話された。

実際に、医療機関の裏にある「ベビークラッペ」の扉を開け、子どもを預ける場所も視察したが、常時利用されることを考え、ベビーベッドが温められた状態で置かれていた（**写真2**）。扉を開けて子どもを預けた瞬間に鍵がかかるようになっており、その直後に産婦人科病棟のランプが赤く点灯して子どもが預けられたことが知らされ、スタッフが駆けつけるという仕組みになっていた。その後は医療機関が自治体所管の青少年局に連絡し、そこが後見人となって、生後八週間を過ぎると養子縁組されるのだという。

なお、「ベビークラッペ」に子どもを預けることを考えている母親に対し、「相談してください」「病院にかかりましょう」といったメッセージを発信しているが、利用されることはないという。やはりそれだけ匿名性を強く望む背景があるのだと再認識するに至った。医局長も、「内密出産」制度が始まって「ベビークラッペ」の利用は大きく減るのではないかと考えていたが、実際にはそういうわけでもないという印象だと語っていた。

また、「ベビークラッペ」が医療機関に設置されていることの意義としては、子どもの診察やケアが可能であることをあげていた。預けられる子どもは、ほとんどが新生児であるという。さらに、「匿名出産」をした女

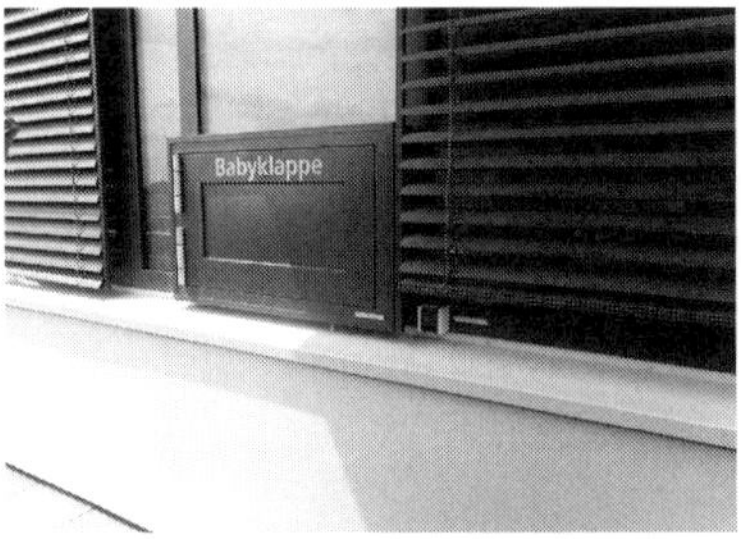

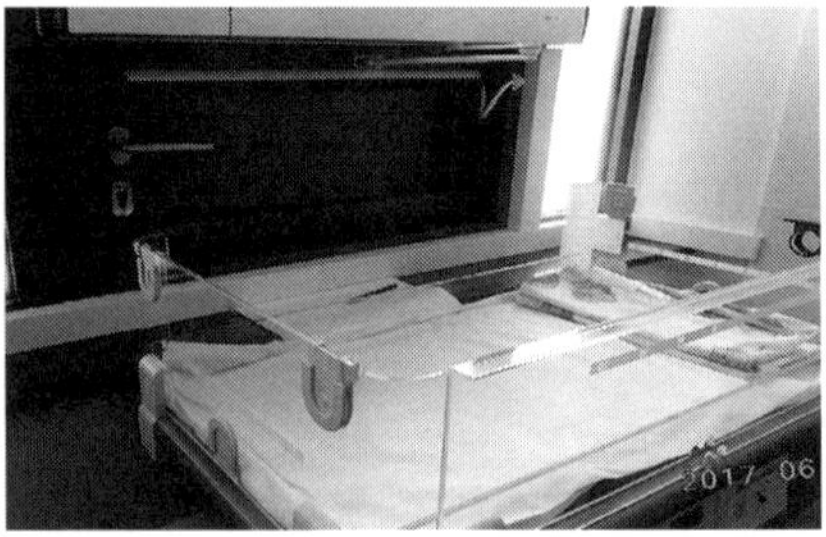

写真2　「ベビークラッペ」の扉（左）とその内部（右）

性へのアプローチとしては、入院中に精神科医師とコンタクトをとることや、福祉制度や経済的サポートに関する情報提供をして考えさせることもあると話された。運営費についてたずねたところ、「既存の施設を利用し、勤務スタッフが対応するので、費用はかからない。第一、命はコスト面で論じることではない」との明解な返事があった。これは特に印象に残っている話である。

ほかにも、中絶手術を実施している医療機関では、手術後一週間以内に必ず再度受診させ、避妊方法を指導していることも聞いた。予期せぬ妊娠を繰り返さないための対応として非常に重要な視点であろう。

相談所での対応の実際

視察をした四か所の相談所は、運営主体が民間の母子支援施設、自治体、医療機関、宗教施設とさまざまであった。そのため、対応に若干の違いはあるが、国が認可した相談所であるため、相談員の質が確保されていた。当然、運営費は国の予算である。相談員は、産婦人科医師や看護師、社会教育士（ドイツ独自の資格）、ソーシャルワーカーなどで、国家資格を有する人や、心理学、社会学などの学位を持つ人である。相談に従事するには三年間の研修を受講することになっており、その後も継続的に研修を受けている。こうしたことが、相談員の質の高さにつながっているのであろう。相談者に寄り添ったていねいな対応をしていた。なお、こうした高い専門性を有するため、相談員の給与は高いと聞いた。

相談の方法は、電話、メール、チャット、面談などで、面談に対応する部屋は非常に明るく安らげる雰囲気であった（**写真3**）。

中絶を希望する女性が、その要件である証明書の発行を受け、そのほとんどは手術を受けるが、中には、再度相談に来て、出産を選択する人もいるという。また、中絶後のメンタルヘルスの相談に乗る場合もあるとのことだった。

女性が予期せぬ妊娠をした場合、産むか産まないかという決断の前後にも、さまざまな葛藤を抱えることが多い。視察した相談所には、それに関して期間を決めず真摯に寄り添う姿があった。相談者には、経済的困窮を抱えている人が多く、経済的困窮は、予期せぬ妊娠をした女性にさらに負担を強いるため、今後、経済的支援を充実させることも重要であろう。

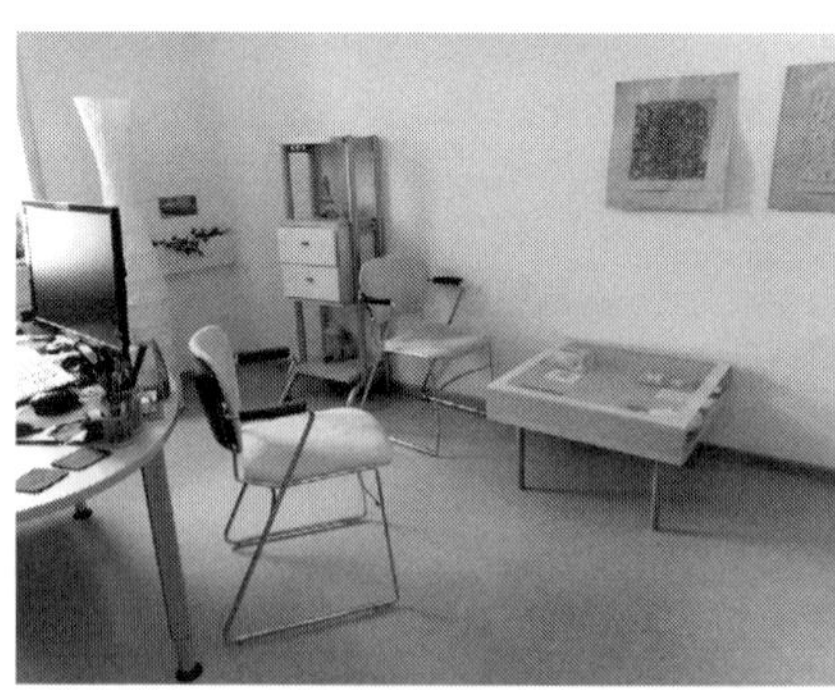

写真3　妊娠葛藤相談所の相談室

また、未成年であっても、本人の意思が最大限尊重されていると感じた。未成年者が親に黙って相談に来た場合は、親には話すようにと伝えるものの、強制はせず、ていねいに情報提供をしながら自己決定を支えていくのだという。十六歳以上であれば、本人の意思で中絶を選択することができ、また、中高生が妊娠・出産をしても、学業は中断せず、たとえば一年間の休学の後に復学して母子支援施設で生活しながら通学しているケースもあるそうだ。また、中学校などへ出向き、積極的に性教育を実施している相談所もあった。こうした、予期せぬ妊娠に対する未然防止策を重要視している点は、日

・鈴木博人（2014）：ドイツの秘密出産法―親子関係における匿名性の問題・再論．法学新法，121（7，8）：163-212.
・渡辺富久子（2014）：ドイツにおける秘密出産の制度化―匿名出産及び赤ちゃんポストの経験を踏まえて―．外国の立法，260：65-71.

本も学ぶべきところである。

「内密出産」制度について相談員にたずねてみたところ、おおむね肯定的にとらえていたが、出産直前に連絡があったのでは対応が難しいこともあると懸念《けねん》していた。また、「内密出産」によって、関連する課題がすべて解決するわけではないこと、重要なのは、相談所に匿名で相談できるようにすることだということを強調していた。実際、「内密出産」制度について知ってはいたものの、個人情報を伝えることに抵抗感があった妊婦が自宅で出産し、子どもを「ベビークラッペ」に預けた後で、制度が匿名性を確実に担保するものであることを知り、制度を利用したケースもあったという。

視察を通して感じたのは、予期せぬ妊娠をした女性に対して、「自己責任」や「自業自得」という言葉で非難することなく、また、年齢や社会的背景を問わず必要な情報提供をし自己決定を支える体制の重要さである。さらには、その女性が経済的・心理的負担を強いられることなくさまざまな支援が受けられ、生まれてきた子どもの健全な育ちも保障されるような社会制度や支援・仕組み、そして質の高い相談対応ができる窓口の存在、これらを日本も目指していく必要があると痛感した。

ドイツにおいて、「内密出産」で生まれた子どもによる親の実名などの情報開示請求は、子どもが十六歳になる年、二〇三〇年になされることとなる。今後も注視したい。

なお、ドイツの翌年にはフランス、その翌年には韓国の現場を視察した。予期せぬ妊娠をした女性や、そこに至る可能性のある女性への支援などについて比較表を作成したので、参考にされたい（**表2**）。

参考文献

・床谷文雄（2018）：ドイツにおける内密出産制度導入の意義と課題（1）. 阪大法学, 68（1）：1-21.
・トビアス・バウアー（2019）：赤ちゃんポストから内密出産制度へ―ドイツのモデルは日本にも取り入れ可能なのか―. 月報司法書士, No.570：29-36.

表２　視察先での予期せぬ妊娠をした女性への支援

	ドイツ	フランス	韓国
妊娠を他者に知られたくない女性への支援（法制度）	2014年「妊娠葛藤の回避と克服のための法律」（「妊娠葛藤法」）内の「妊婦に対する支援整備と内密出産の規制に関する法律」（「内密出産法」）：本文参照	1941年法：すべての女性は公的機関において分娩前後の期間、身元を明らかにすることなく無料で医療を受けられる	「内密出産」制度はないが、ドイツをモデルとした保護（匿名）出産制度を導入する動きあり（不透明）
予期せぬ妊娠をした女性への相談支援体制	「妊娠葛藤法」に規定される妊娠葛藤相談所で、妊婦の葛藤を克服するためのさまざまな情報提供を実施。費用面での支援も充実（妊娠期から出産までの費用は無償）	予期せぬ妊娠をして匿名で出産することを希望する女性には、県に設置されている児童社会扶助機構で子どもを養育するための国や自治体の援助制度やその出産に向けた手続きなどの情報を提供	1980年代にそれまでの婦人保護事業が細分化され、未婚母保護施設ができた。1989年に母子福祉法が制定され、未婚母への妊娠から出産に対して、施設入所も含めた支援が充実
匿名出産、内密出産	1999年ごろより「匿名出産」が始まり、2014年に「内密出産」制度が開始	「匿名出産」はフランス革命（1789～1799年）のころから認められていた	なし
国／民間	「内密出産」は国内の病院で可能	公立・私立の全病院	—
費用の負担者	国	国	—
利用人数	2014～2016年7月に249人が「内密出産」を選択（相談総件数の19％）	毎年600人程度	—
匿名性の確保	妊娠葛藤相談所に書類を提出。出産後1年間は秘密保持期間として、提出された情報が第三者に転送されることはない	個人に関する情報と、状況や病歴などに関する情報とで2つの書式を用意。個人に関する情報は、問い合わせ時も本人に確認の上でしか開示しない	—
匿名での出生登録	母親の名前を仮名としての登録が可能	父母の名前をなしでの登録が可能	—
子どもが出自を知る権利の保障	妊娠葛藤相談所に母親が自分の出自を書いた封書を預ける。子どもが16歳になったときに開示請求が可能	18歳以降であれば、親が預けた情報を「個人的出自へのアクセスに関する国家諮問委員会」（CNAOP）に問い合わせが可能	養子縁組に関しては、国の機関がその関連情報をデータベース化している
情報の管理	妊娠葛藤相談所から国の機関へ	国の諮問機関（CNAOP）	養子縁組については、児童権利保障院が公的責任を負う
子どもの権利と親の権利の拮抗への対応	子どもの情報開示請求権と親の拒否権が拮抗した場合は、家庭裁判所が判断	CNAOPがアクセス請求などについて受理・調整	—
養子縁組あっせん機関	国の制度下で実施	100％公的機関	国の制度下で、公的機関や民間団体、児童福祉機関などが実施
赤ちゃんポスト（ベビーボックス）	制度外であるが、現在も利用はあり。民間機関が設置しているところが多い	なし	制度外だが、出産を隠したい女性が預け入れることが多い

（シードプランニング「令和元年度子ども・子育て支援推進事業　妊娠を他者に知られたくない女性に対する海外の法制度に関する調査研究報告」p.13-14；全国妊娠SOSネットワーク「妊娠相談対応に役立つ！国内外の法律・制度の豆知識」＊を参考に作成）　＊：https://zenninnet-sos.org/counselor-info/counselor-info_02

参考文献

・三菱UFJリサーチ＆コンサルティング（2019）：平成30年度子ども・子育て支援推進事業（妊娠を他者に知られたくない女性に対する海外の法制度に関する調査研究）報告書.
・佐藤拓代, 松岡典子, 赤尾さく美, 姜恩和, 床谷文雄（2021）：見えない妊娠クライシス―誰にも言えない妊娠に悩む女性を社会で支える―, かもがわ出版.

「知られたくない」妊娠を支えるために——相談窓口の現場から

松尾　みさき

まつお・みさき◉にんしんＳＯＳいわて／社会福祉法人善友隣保館附属善友乳児院院長

地域における妊娠相談窓口の開設

ひとり悩む女性に届かなければ意味がない

岩手県では、二〇一九年に十九歳の少女が、二〇二一年には三十一歳の女性が出産直後の乳児を殺《あや》め遺棄する事件が起きている。どちらのケースも、誰にも相談できず、女性ひとりで考え悩んで至った結末であった。特に、二〇二一年のケースは、妊娠した女性が児童養護施設に子どもを預けたいと考え、インターネットで検索したにもかかわらず、預け先がわからないまま出産を迎えたというものであった。もしここで、誰かにひと言でも相談できたら結末は大きく異なっていただろうと思うと、残念でならない。

私が院長を務める善友乳児院（岩手県盛岡市。この後、ここで紹介する相談窓口「にんしんＳＯＳいわて」の運営母体となる。以下、当院）のホームページにも、預け方や相談先、利用方法についても詳しく掲載しているのだが、ひとり悩む女性に確実に情報が届かなければ全く意味をなさないのだという悔しさが残った。小さな命を守り、ひとり悩む女性の声を拾うためには、当事者とそれを支える側に隙間や切れ目があってはならない、と考え、私たちに何かできることはないのかと模索し始めたのは、二〇一九年度末のことだった。

行政との連携の難しさ、児童福祉と母子保健の行政区分の壁

乳児院は、児童相談所や市町村からの依頼を受けて、さまざまな事情により家庭で養育できない乳幼児をお預かりし、養育する施設である。しかし、現在の体制では、地域の中でひとり悩む女性の声を拾うことは難しい。そこで、当院の看護師と相談員が、市町村の保健師や相談員と一緒に特定妊婦(出産後の子どもの養育について、出産前において支援を行うことが特に必要と認められる妊婦)や支援が必要な家庭を訪問し、相談に乗ったり、養育スキルを伝えたりする活動を始めてはどうかと盛岡市に提案した。市もこの提案に賛同してくださり、何度も協議を重ねる中で、ベビー用品のレンタルやバザーなどに至るまで、さまざまなたくさんのアイディアが出た。しかし、市が保有する個人情報をどこまで乳児院と共有できるのかという問題や、資金に関する問題が浮上し、結局、具体的な支援にまでは至ることができなかった。

盛岡市との約二年間にわたる協議の結果に、私たちは諦めきれずにいた。なぜなら、乳児院に入所してくるケースには、予期せぬ妊娠から妊婦健康診査未受診のまま出産した例や、病院などの医療機関以外の場所で出産した例など、一歩間違えば子どもと母親の命に関わる危険な例が少なからずある

からだ。当院の過去二十年間の入所ケースの中で、中学生や高校生が在学中に出産した例は十件、医療機関以外（自宅や学校のトイレ、職場など）で出産した例は九件ある。これは、全退所児の約九％にあたる。中には、母親自身が妊娠していることに気づかずトイレで出産し、驚きのあまり助けを呼べず、子どもが低体温症となって障害を負った例もある。これらのほとんどが、女性が誰にも相談できなかった、また、家族や友人も妊娠に気づかなかったケースであった。そしてほぼ百％が、医療機関を受診しないまま出産に至っている。幸いにも無事に出産できたからこそ、私たちも子どもたちやその家族と出会えた。しかし、その背後にあるのは、無事に出産に至った例ばかりではないだろう、という考えが頭をよぎった。このまま何もせず諦めてよいのか、改めて児童福祉と母子保健の行政区分の壁の厚さを感じながら、何度も職員と話し合う日々が続いた。

そのような折、他県の乳児院より、公益財団法人日本財団から資金面や相談業務に関する支援を受けられるという情報をいただいた。他の乳児院での妊娠相談窓口の実践報告を聞かせていただき、「こんな支援を、私たちもやってみたい！」という思いに駆られ、早速、同財団に連絡をとることにした。二〇二二年一月のことである。さらに、日本財団に相談する中で、全国妊娠ＳＯＳネットワーク（以下、全妊ネット）という団体が相談窓口の運営に関する伴走支援をしてくださるとの情報をいただいた。まさか伴走支援をしてくださる団体があるとは思ってもみなかったため、早速、支援をお願いすることにし、同年二月から本格的にコンサルテーションがスタートした。

相談窓口開設へ向けて本格的に準備開始

新しいネットワークの構築が必要

相談窓口は、当院の看護師二人と相談員二人の計四人で担当することとなった。窓口の運営予算は全くなかったため、最初の年は、全員が乳児院の業務と兼務することになった。

全妊ネットによるコンサルテーションでは、窓口開設までに必要な準備の確認に始まり、二〇二二年五～六月には、電話とメールによる相談対応研修を週一回のペースで行っていただいた。はじめは知識も全くなく、連携すべき関係機関もわからなかったため、全妊ネットのロールプレイについていけず、落ち込むことも多かったが、メンバー間で励まし合い、業務の合間に復習を重ねながら、少しずつ回答ができるようになっていった。全妊ネットの研修を通して、これまで私たちが連携してきた市町村の児童福祉関係部署や小児科医師などに加え、産婦人科医師や助産師、母子保健関係部署、女性支援団体などとの新たな連携ネットワークの構築が必要であることも痛感した。そして何より、私たちは岩手県の社会資源の少なさを初めて知ることとなった。

社会資源が十分ではない中で

妊娠相談窓口の大切な業務として、相談を受けた後、母子の自立に向けて「どこの関係機関へつなぐか、つながるか」がある。しかし、他県であれば、入院助産制度[*1]が使える医療機関や、低額で居場所

＊1　経済的理由により病院などでの出産が困難な妊産婦に対し、出産費を公費で負担する制度。

を提供してくれるＮＰＯなどの団体があったり、母子生活支援施設での妊婦の一時保護などが利用できたりするが、岩手県には、そうした制度や機関が全くと言ってよいほどないという現実に直面した。全妊ネットでも一緒に探してくださったが、経済的困窮状態にあり、生活場所のない妊産婦が安心して利用できる施設や機関を見つけることはできなかった。これではせっかく相談窓口まで辿り着いた女性を安全に出産に導くことができない。研修の中でも、このことが大きな課題となった。そこで、当初は相談業務のみの窓口を予定していたのだが、急遽、経済的困窮状態にある女性が産前・産後の一定期間に生活できる「居室」を当院が準備することとなった（後述）。

相談室は当初、当院内に設置する予定でいたが、予期せぬ妊娠に関する相談をする方にとって、電話の向こうから子どもの声が聞こえたり、他の人の声が聞こえたりすることで、相談をやめてしまったり信頼を失ってしまう可能性があると、全妊ネットから助言をいただいたことから、乳児院から少し離れた場所に相談室と居室を設置することにした。これらの設置については、地域の方が私たちの事業について理解し、快く場所を貸してくださることになった。

相談窓口の支援体制が形に

研修を行いながら、私たちの勤務状況や相談スキル、連携できる関係機関などを踏まえ、相談窓口の体制が少しずつ固まっていった。名称については、方言をアレンジして考えてみたりもしたが、岩手県における民間初の妊娠相談窓口であったことから、全妊ネットより「岩手県の窓口であることがすぐにわかるよう、『にんしんＳＯＳいわて』としてはどうか」とご提案いただき、満場一致でそれに決まった。

メール相談は二十四時間・三百六十五日、受け付けることにしたが、電話相談については乳児院業務との兼ね合い、また、まだまだ相談スキルが高くないことから、無理のない範囲で、火曜日、金曜日、日曜日の十五〜十九時とすることにした。乳児院自体が二十四時間・三百六十五日、稼働していることから、メール、電話相談とも祝祭日や年末年始なども受け付けることにした。

さらに、一人では医療機関受診や行政手続きなどができない、もしくは困難という方のために、同行支援も行うこととした。これは、乳児院の保護者を支援する中でも経験していたため、メンバーの話し合いでもすぐに決まった。また、私たちが妊娠相談窓口を開設することを知った行政機関から、「私たちも研修を受けてみたい」という希望が出されたため、関係機関向けの研修会も行うこととした。

そして、約半年間の準備期間を経て、二〇二二年八月一五日に、妊娠相談窓口「にんしんＳＯＳいわて」として開設した。電話相談は基本的に二人体制とし、一人は電話で応対し、もう一人が相談者からの質問について資料で調べたり補助を行ったりすることとした。メール相談については、可能な限り早く回答するため、朝、出勤したら必ずメールチェックをし、返信内容についてメンバー間で検討し、昼ごろまでには返信することをルールとした。

開設から約五か月間で寄せられた主な相談

相談者の属性・相談方法

二〇二二年八月一五日〜二〇二三年一月三一日の間に寄せられた相談件数は四八件だった。そのうち、電話相談は二六件、メール相談は二二件で、相談者の居住地としては、岩手県内が二四件、県外が八件、不明が一六件と、県内からの相談が五〇%であった。県外では、隣県の青森県が六件と、岩手県に次いで多かった。県内からの相談者の居住地（市町村別）は、盛岡市が全体の四分の一を占めているが、県内全域から相談があった。

相談者の年齢を見ると、十代が一二件、二十代が十件、三十代が五件、四十代が二件、五十代が一件、不明が十八件。十代が全体の二五%で、二十代と合わせると、全体の約四六%を占めている。

相談対応から見えてきたこと

十代の相談では、妊娠不安に関する相談が最も多い。「妊娠したかもしれない」ことを、親はもちろん友人や相手にも話せずどうしたらよいか、という相談が多い。妊娠検査薬は知っていても、正しい使い方を知らないことがほとんどであることもわかった。「妊娠したかもしれない」という焦りや不安から、性交渉直後や月経予定日後すぐに検査をしていることも多く、正確な結果を得るには、性交渉から三週間後の検査をすすめるようにしている。

相談者の性別を見ると、男性からの相談が約四〇%、女性からの相談が約六〇%であった。女性だけでなく、男性からも深刻な相談が寄せられている。男性からの相談では、「相手が妊娠しているかもしれない」「出産の有無について相手と意見が一致しない」といった内容もあった。

全体的には、多い順に、妊娠不安が約四二%、中絶に関する相談が約一〇%、産むか産まないかの葛藤相談が約八%、特別養子縁組[*2]に関する相談が約六%、緊急避妊薬やピルに関する相談と健康相談がそれぞれ約二%であった。中絶に関する相談では、「中絶するお金がない」といった費用に関する相談が最も多く、中には「中絶する病院を紹介してほしい」といった相談もある。産むか産まないかの葛藤相談では、性風俗業の仕事上での妊娠により家族に打ち明けられず、中絶するお金もないといった相談や、避妊を拒否する夫との間の妊娠、経済観念がないパートナーとの間の妊娠、元彼との間で妊娠してしまい、家族に反対されているが自分は出産したい思いでいるといった切実な相談が寄せられている。また、妊娠継続について、夫婦間での意見が一致せず、悩んでいるという相談もあった。

相談窓口を利用する方は、医療機関受診をためらっていることが多いのだが、産むか産まないかの葛藤相談を寄せる方は、受診に至った後でもずっと悩みを抱えていることがある、ということも、相談対応を通して知ることができた。相手との意見の一致が得られない間も週数は上がっていくため、相談者が女性であっても男性であっても、なるべく早い時期にパートナーと納得がいくまで話し合うことをすすめている。

中には、パートナーの強いすすめで医療機関を受診し、中絶手術の日程まで決めていたが、本当は中

＊2　p.11を参照。

絶したくないということを医師に伝えて自分の意思を貫き、手術をキャンセルした方もいる。パートナーにも家族にも反対されたが、それでも「自分の子どもを出産する道を選びたい」という相談者をどうにか応援してあげたいと、相談員全員が思いを強くして対応に当たった例である。メールのみでのやりとりであり、どこの誰かもわからなかったが、私たちで可能な限りの情報を提供した。

出産するかどうか悩む中で、母子健康手帳の取得に至るまでにはさらに葛藤があることもわかった。さまざま事情を抱え、出産するかどうか悩んでいる場合であっても、母子健康手帳を取得すれば、妊婦健康診査などの行政サービスを受けられることは意外と知られていない。実際、相談対応の中でそうした情報をお伝えし、取得に至ったケースもあった。また、正規の婚姻ではない妊娠では、行政窓口に母子健康手帳を取得しに行くことへのためらいが大きいようである。相談者には、経済的な理由を抱えている方も一定数いるため、母子健康手帳の取得についても促していきたい。

普通養子縁組ないし特別養子縁組に関する相談も、毎月のように寄せられる。子どもを養子に出したいという相談もあれば、養子を受け入れたいとの相談も入る。中には、一歳過ぎまで子どもを育ててみたものの養育困難となったため、養子に出したいとのことで、相談先について情報提供したケースもある。

緊急避妊薬やピルの使用についての相談や、女性特有の健康相談が入ることもある。「避妊に失敗したため、緊急避妊薬を使用した方がよいか」という相談もあった。ピルも含め、薬の使用については、病院受診をすすめ、医師の診断を仰ぐよう促している。

そのほかには、「産婦人科をいつ受診したらよいか」「妊娠したが、お金がない」といった相談や、「妊娠検査薬が陽性反応だったが、彼氏とケンカをして住む場所がなくなった」「妊婦の安全な居場所はないか」といった相談もあるが、当相談窓口の「居室」利用にまでは至っていない。

また、「妊娠周期から親を特定できるのか」「出生届を出さないと罪に問われるのか」といった相談もあった。一見、いたずらかと思わせるような内容だが、相談員の間で「そういうことを相談しなければならない事情があるのではないか」という話になった。もう少し踏み込んで事情を聞きたいところではあったが、向こうから電話を切られてしまったため、それ以上は知ることができなかった。同時に、無戸籍の子どもを生み出すのではないかという不安から、「この対応でよかったのか」と、対応した相談員が悩んだため、メンバー間で再度振り返りを行った。

相談スキルを高める必要性

相談方法の傾向として、女性はメール、男性は電話での相談が多い。メールでは詳しい内容の聞き取りが難しい場合もあるため、電話相談への切り替えを提案してみるが、「自分がどこの誰なのかばれることが怖い」と、メールでの相談に終始することも多い。そのため、具体的な同行支援や居場所支援へ結びつけることが難しい。しかし、相談数が増えるにつれ、「これは緊急度が高いのではないか」と思われるケースも出てきているため、メール相談から電話相談へ、電話相談から相談者に直に接点を持てるように、相談スキルを向上させなければとメンバー全員が感じている。

居場所のない人が利用できる「居室」の準備

相談業務と併せ、経済的な理由などにより居場所のない妊産婦のための「居室」の準備を進めている。施設自体はすでに準備できているのだが、安心して出産前後を過ごすための利用ルールや、自立に向けての支援内容について、メンバー間で何度も相談し、検討を重ねている。他の窓口の居場所を参考にしながら整理を進めているのだが、さまざまな背景を抱えた人たちが安心して利用できるよう、環境設定と併せて支援体制についても十分練る必要があると感じている。

他の乳児院が運営する相談窓口を見学させていただいた際、出産前後の常に見守りが必要な時期は、利用者が助けを求めたらすぐに対応できるよう、乳児院の職員が常駐する建物の一室を利用して、入浴中などには子どもを預かったり、洗濯の代行や食事支援を行ったりしていた。産後数週間経ち、母親が動けるようになり身のまわりのことができるようになると、母子のみで生活する居室へ移動することもあるともうかがった。また、出産前後はセンシティブになる時期でもあるため、職員が話し相手になることで、情緒の安定を図っていた。きめ細かい配慮で母子の状況に応じて支援体制が工夫されており、居心地のよさを感じた。

入居条件や生活のルールを最初から厳密に作りすぎてしまうと、利用者にとって心地よい場所にはならないため、実際の利用を通して検討を重ねていこうと話し合っている。また、居室利用後の母子の自立についても、すぐにもとの地域に戻ることができるのか、もしくは関係機関や他の施設などでの支援を継続した方がよいのかといった、それぞれのケースによって連携する機関はどこがあるかなどをある程度整理しておくことが必要と感じている。母親自身が子どもの養育を難しいと考えている場合の手続きや方法についても整理が必要であろう。児童相談所を通した特別養子縁組と民間あっせん機関による特別養子縁組とでは、手続きや方法、子どもを委託するまでの時間や子どもの居場所などが大きく異なってくるため、母親の希望に合わせて対応できるよう、準備しておきたい。

継続的な周知活動の重要性

民間の相談窓口としてもう一つ大切なことは、周知活動を継続的に行うことである。開設当初はマスコミでも取り上げていただき、自発的な周知活動を行わなくても次々と相談が寄せられた。しかし、時間の経過とともに相談窓口の存在感は薄れてしまうことを実感している。そこで、自治体や助産師会など、関係機関の協力を仰ぎながら、さまざまな団体へ向けて相談窓口の活動を理解していただけるよう、メンバー自ら積極的に周知活動を行っている。

当窓口では、パンフレットのほか、名刺サイズの周知カードを作成している（**写真**）。千二百五十枚のカードを盛岡市の施設や商業施設、大学、高等学校などに設置・配布することができた。また、二

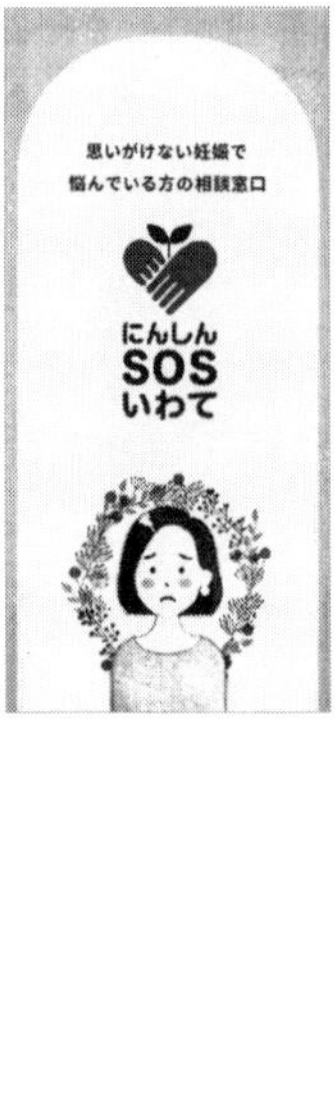

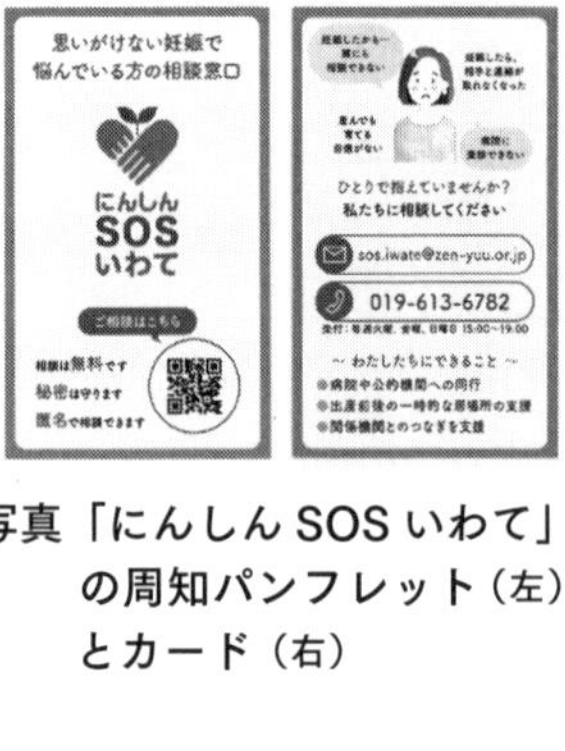

写真「にんしん SOS いわて」の周知パンフレット（左）とカード（右）

市町から成人式で配布したいと依頼があり、パンフレット三百部と周知カード六百五十枚を配布することができた。さらに、関係機関同士のネットワークも広がっており、他の女性支援団体による生理用品無料配布時にもパンフレットを同封していただいた。今後は、県や市の薬剤師会の広報誌に相談窓口の記事を載せていただき、薬局やドラッグストアなどへカード設置の協力を呼びかけていく予定である。また、十代〜二十代への周知を図るために、ＳＮＳ（Instagram）での情報発信も開始した。

地域における妊娠相談窓口の課題

私たちが開設する以前に、県内のいくつかの行政機関でも妊娠相談窓口が開設されていた。しかし、相談は年間数件にとどまるなど、課題も多かったようだ。また、行政とは別に相談窓口の必要性を感じていた団体はあったものの、なかなか開設には至らなかったという。その理由として、相談を受けた後につなぐ場所・資源が乏しいことや、妊娠相談業務には幅広い知識が必要であること、相談員のひと言で相談者をマイナスの方向へ導くことがないよう神経を研ぎ澄まさなければならないこと、相談窓口を継続していくだけの予算や人的な課題など、さまざまな要因が考えられる。また、相談を受けるスタッフのメンタルを支えることができるよう、チームとしての仕組みも必要であろう。「にんしんＳＯＳいわて」の場合もこうした課題は多々あったが、全妊ネットによる支援が大きな支えとなり、窓口業務を継続することができていることは間違いない。私たちが乳児院で培ってきた保護者支援や相談のスキルだけでは対応しきれない部分を、研修やコンサルテーション、他の窓口との情報交換会などを通して補っていただけるからこそ、相談員も心折れることなくチーム内で励まし合いながら対応を続けることができている。また、岩手県では公的な予算が確保されていないため、日本財団による助成により活動することができている。しかし、地域の中で継続的に活動を行っていくためには、自治体による予算確保が必須である。そのため、自治体への予算要望も大切な業務の一つとなっている。

＊

「にんしんＳＯＳいわて」が開設する三日前にも、岩手県内において乳児の遺棄事件が再び発生した。私たちは、ひとり悩む女性のもとに、匿名かつ無料で相談できる窓口があることを、また、些細なことでも相談できる場所があることを、伝え続ける努力をしていきたいと思う。「誰にも言えない」悩みを一緒に考えるパートナーとして、これからも私たちは相談者に寄り添っていく。本書で紹介している「内密出産」についての相談はまだ受けたことはないが、子どもの権利も十分に考慮しながら、慎重に対応したい。

そして、これまでも乳児院の養育において、看護職はなくてはならない存在であったが、今後、さらにさまざまな福祉ニーズに対応していく上で、助産師や保健師をはじめ、相談援助や心理支援で活躍する看護師など、看護の専門知識プラスアルファの専門性や経験を持つ看護職に期待が寄せられている。福祉分野において多くの看護職の皆さんが活躍してくださることを期待している。

「知られたくない」妊娠が知られざるをえない現状

赤尾 さく美

あかお・さくみ◉一般社団法人全国妊娠ＳＯＳネットワーク理事／一般社団法人ベアホープ理事／助産師

幾重にもある「知られてしまう」仕組み

妊娠したことを他者に知られたくない女性は、どの時代にもどの国にも必ず存在する。日本でも、妊娠した女性が妊娠葛藤相談窓口（にんしんＳＯＳ）に初めて相談する際、本名や住所、電話番号をはじめから躊躇なく言う人はきわめて少ない。そもそも他の人には相談できないので、匿名で相談できるところに勇気を出して相談しているのである。そのことを考慮して、相談される側も名前や住所を先に聞くことはしないのが原則である。一方、何らかの相談対応や落ち着ける居場所、特別養子縁組[*1]への支援などにつながっていくと、支援者や家族に事情や自らの名前、住所などを女性が話し出すことは珍しくない。

いずれにせよ、現在の日本の出産に関わる法制度や支援では、当事者がどれだけ願っても、本人の名前、住所、生年月日などのＩＤ情報を伝えなければ、医療機関で出産することも、母子健康手帳を交付してもらうことも、経済的支援を受けることも、安心できる居場所に身を潜めることも、特別養子縁組

＊1　p.11 を参照。

の準備をすることもできない仕組みとなっている。何らかの支援制度を利用する産前・産後のプロセスでは、妊娠を他者に知られたくなくても知られてしまう仕組みが日本には幾重《いくえ》にもあり、結果的に、医療機関での妊婦健康診査（以下、妊婦健診）を未受診のまま孤立出産に至ることを助長してしまっている現実がある。

ここではまず、妊娠を誰にも知られたくない女性が、最も知られたくない相手である親や夫などに妊娠した事実を知られてしまう現状と、支援者に自分のＩＤ情報を伝えざるをえない現状を一つずつ見ていきたい（**図１**）。逆に言えば、これらが解決すれば、「内密出産」という特別な方法をとらなくても安心して出産に臨めるようになるということでもある。

医療機関受診と健康保険証、母子健康手帳

医療機関で妊婦健診を受け、出産をしようとすると、どうしても身元を明かすこととなる。日本では、妊婦健診や出産は無料ではない。何らかの制度と保険を使って自己負担を抑えられるようになっており、生活保護を受給しない限り自己負担が発生する。妊婦健診料を公費でまかなってもらうには、居住する市区町村の役所や保健センターで名前や住所を明かして保健師などから母子健康手帳と妊婦健康診査受診票を受け取る必要がある。この妊娠の届出により、公的機関に本人の妊娠した事実とＩＤ情

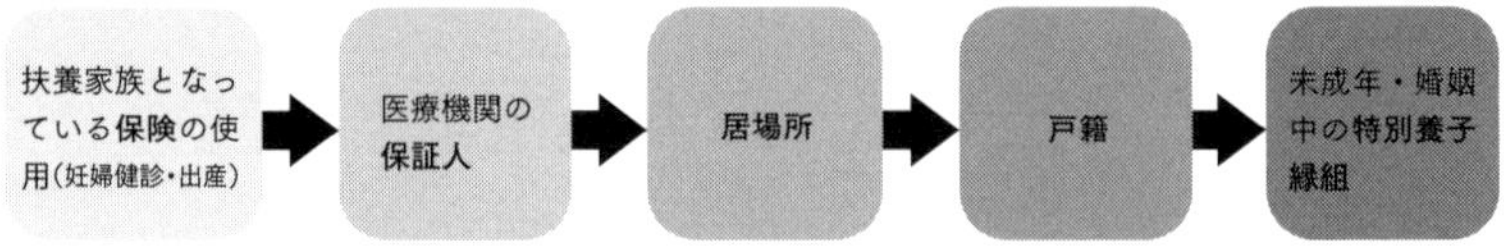

図１　「知られたくない」のに知られてしまうステップ

報が完全に伝わることとなり、これは、妊娠を他者に知られたくない女性にとっては、恐怖さえ感じる行為にあたる。

また、この受診票があっても、妊婦健診を完全に自己負担なく受けられるわけでもないという課題も残る。さらに、妊娠は病気ではないということで保険診療の対象にならないものの、医療機関を初めて受診するときから健康保険証（以下、保険証）やマイナンバーカードの提示を求められる。初診は保険証なしで何とか診てもらえたとしても、問診票を記入する際には、やはり当然のように名前、生年月日、住所、電話番号の記載が求められる。

妊娠した女性が親や夫の扶養家族である場合、保険給付による出産育児一時金（二〇二三年度より五十万円）を利用することによって、親や夫に出産が知られることとなる。扶養家族になっている保険証を使いたくないということで、妊娠中に本人の単独国保を作っておく（単独で国民健康保険に加入する）という方法はあるが、親や夫に資格喪失証明書の取得を頼むなどできず、もしも全額自己負担にするのであれば、通常の出産でも五十万円を超え、緊急帝王切開となった場合には百万円を超えるのも覚悟しなければならない。

扶養家族としての保険証を使わないために、扶養されている女性だけが生活保護を受給することも矛盾した制度利用となりえ、生活保護受給のハードルは高い。また、困窮した世帯が利用できる入院助産制度[*2]も、生活保護受給者や住民税非課税世帯でなければ利用は難しく、扶養されている女性が利用できるものではない。そして、女性が世帯を分けて生活保護の申請をしたとしても、扶養照会によっ

＊2　p.34 を参照。

て親に連絡が行くこととなる。

全額自費で出産できるような経済力がなく、親や夫に妊娠・出産を知られるくらいなら孤立出産や生後〇日目《ゼロ》の虐待死、もしくは自殺を考えるというほどの特別な事情を抱える場合、保険証を使わずに自己負担なく出産できる「異次元の方法」を考える必要がある。現在その方法としては、熊本市の慈恵病院まで行って、いわゆる「内密出産」を希望するしかない。そして、同院がこういった女性の希望をかなえて「内密出産」を引き受けた場合、その出産費用は同院が全額負担していることを見逃してはならない。何とか当事者を助けようと尽力する一医療機関の犠牲を見ながら、国が経済的支援策を省いた部分的なガイドラインだけを提示する段階は、早期に脱出する必要がある。

医療機関の緊急連絡先と連帯保証人

医療機関で入院し出産する場合、緊急連絡先と連帯保証人の名前と連絡先、署名を求められる。未成年の場合、身元引受人か親権者の記載・同伴なしで、入院や分娩の受け入れをするところは皆無《かいむ》に等しい。同伴できないのであれば、分娩を引き受けられないと断られるケースもある。

また、経済的に自立していない女性が連帯保証人を見つけることは至難の業である。医療機関には自分のＩＤ情報を明かしたとしても、女性が最も言いたくない対象である親への連絡を迫られることは恐怖でしかない。被虐歴のある未成年の女性が、親への連絡を医療機関から迫られて、大人が何を守ろうとしているのかわからずに医療機関への不信感が煽《あお》られるといった場面もある。女性が成人であっても、親の連絡先にこだわる医療機関もあり、親にだけは、家族にだけは知られたくないと懇願する女性が医療機関から離れていく原因にもなっている。ただし、医療機関が親権者の連絡先の把握にこだわるのは、万が一、分娩中に母子の命に関わるような事態となった場合や、分娩費の未払いに備えてである。医療機関としての理由があるのだ。

そもそも、医療行為自体に関しては、年齢で同意能力を線引きするものではない。未成年であっても本人の同意能力があれば本人に確認するものであって、必ずしも親権者の同意代行はしなくてもよいものである。本人の同意能力を喪失するような事態となった場合にのみ、同意代行をする者に意思確認をする必要が生じる(日本弁護士連合会「医療同意能力がない者の医療同意代行に関する法律大綱」二〇一一年一二月一五日)。つまり、受診や分娩予約の段階では、必ずしも親権者の同意や同席は必要ない。また、本人の同意を得ないで個人データを第三者に提供してはならない(個人情報の保護に関する法律第二十三条)という基本的な法的根拠もあり、本人に対して親の連絡先を執拗に聞くことも、本来あってはならない行為である。一方、支払い能力のない未成年の分娩を受け入れること、生まれてくる子どもの親権代行者となる祖父母世代に知らせないまま子どもの処遇を決定していくことは、医療機関のみならず児童相談所にとっても明確な国の方針を求めたい点であろう。

金銭面に関しては、妊婦健診や出産が、保険や妊婦健康診査受診票によって一部を負担してもらうようなものではなく、公費によって自己負担なしとなれば、医療機関の心配は解決し、生活困窮者の未受診を防止することにもつながるであろう。

ドイツで「内密出産」をする場合、その女性が何歳であっても、どこの国籍であっても、国がその費用を負担し、本人に緊急連絡先を求めることはしない。そして、人命を尊重し、「内密出産」を受け入れた医療機関が責任を追及されることもない。厚生労働省による「子ども虐待による死亡事例等の検証結果等について」の第一次〜第十八次報告にある一七三人の〇日死亡のすべてが、医療機関以外での出産であった。[*3] 日本でも、親権者への連絡をしないまま出産を受け入れ、その結果、命に関わる事態となった場合や、親権代行者に連絡をせずに未成年が出産した子どもの処遇を決定する場合、また、絶対に職場に知られたくない外国人の技能実習生が出産する場合などに、手を差し伸べる立場の者が責任を問われることのないよう、国が守る必要がある。また、「内密出産」が制度化される場合には、未成年者や外国籍の女性が支援から漏れることがないよう、その扱いについても明記すべきである。

妊娠期からの居場所

実家で家族と同居している場合や、職場や学校の寮にいる場合など、お腹が大きくなるにつれ、その場所にいることで妊娠を知られる不安が深刻となる女性は少なくない。家族や職場などに知られたくないために家や寮を出たとしても、日本では、そのような女性がいつからでも安心して過ごせる妊婦用のシェルターのような場所が全国どこでも確保されているわけではない。さらに、自分の名前や住所などを伏せたまま、母子生活支援施設や婦人保護施設、民間シェルターに保護してもらうことは不可能である。しかし、皮肉にも、ソーシャル・ネットワーキング・サービス（ＳＮＳ）で寝る場所を

＊3　p.9の図を参照。

求めれば、名前を言わなくても部屋を提供してくれる男性はすぐに見つかるし、妊娠期でも産後すぐにでも働けて寮も完備された性風俗店は全国どこにでも存在し、家族や知人にわからないようアリバイ工作までしてもらえる。こうして、誰にも頼れない女性がいわゆる「裏福祉」に頼っている現実がこの国にはある。

年齢や住所地にかかわらず、行き場を失った妊婦が安心して過ごせる居場所の確保は、安全な出産のためには必須である。全国に二百か所以上ある母子生活支援施設や、単身女性が入所することのできる婦人保護施設が、妊娠して悩む女性の受け皿となることで、未受診（飛び込み）分娩を防止するだけでなく、「裏福祉」によるさらなる性被害や、重なる妊娠を防止することにもつながるため、年々期待が高まっているところである。このような長期支援が可能な施設への入所により、女性にとって最悪と思えた妊娠・出産が、その安全な居場所で密に関わった人たちの励ましと支援で、女性の人生の再スタートにもなりうるのである。

戸籍

妊娠は女性だけではできない現象である。しかし、現在の日本では、女性の意思にかかわらず、分娩の事実に基づいて子どもの母親が決定され、父親は認知や婚姻関係によって決定される。女性が単身の場合、出生届の提出により生まれた子どもの名前は女性の戸籍に入ることとなる。また、女性が成人の場合、出産前に親の戸籍から分籍しておいたとしても、親は娘の戸籍謄本や附票の取り寄せがいつでも可能であるため、「戸籍上、完全に隠すことはできない。未成年の場合は、自身が普通養子となるなど、特別な理由がない場合、出産前に親の戸籍から分籍しておくことができないため、出生届によって本人と子どもとの新戸籍が編製され、もとの親の戸籍の方に「子の出生により分籍」と記載されることからは免れられない。夫と婚姻中、もしくは離婚後三百日以内の出産であったりすると、夫または元夫が戸籍上の父親ということになり、子どもの実父（生物学上の父親）が別の男性であったとしても、戸籍上の父親の戸籍に子どもの名前が入る。[*4] 夫には黙ったままでいながら、自分の子どもだと信じて喜ぶ、もしくは不審がる夫を見ながら、自責の念に苦しみ、自殺を考える女性も存在する。離婚後三百日以内であれば、子どもを無戸籍状態にして元夫との親子関係不存在の申し立てをすることもできるが、結局、元夫に妊娠・出産の事実を知られることとなり、女性が出産の事実から戸籍上免れる方法はない。

親の戸籍にまで分籍理由が書かれることや、出生届により戸籍に自動的に子どもの名前が入ることで女性が追い詰められ、無戸籍の子どもを生み出したり、子どもへの支援が不安定となったりするくらいであれば、慈恵病院での「内密出産」の際に実施されているように、子どもの単独戸籍編製を可能とする道を開くことを検討すべきである。いわゆる「戸籍が汚れる」ことから免れられれば、経済面やほかのことは大きな問題ではないという状況の女性も少なくない。離婚後であっても、生物学上の父親ではない元夫の戸籍に子どもの名前が入り、女性の戸籍謄本では出産した事実すら見えないという、きわめて古典的で不思議な日本の戸籍制度は、そろそろ改善する時が来ているのではないだろうか。

＊4　2022年10月、離婚後300日以内に生まれた子でも「再婚後に生まれた場合は現夫の子」とする民法改正案が閣議決定された（2024年夏施行予定）。

特別養子縁組

出産に至るまでの保険証や母子健康手帳、医療機関での緊急連絡先や身元保証人、妊娠期の居場所、戸籍の課題から親に知られていく場面が重なるが、出産した女性が未成年である場合は、たとえそこを乗り越えたとしても、特別養子縁組のための裁判では、子どもの親権代行者（子どもの祖父母世代）の陳述聴取がさらに求められることとなる（家事事件手続法第百六十四条の二6四）。ここでもやはり、親に出産の事実以上の背景が知られることとなる。不倫や離婚後の交際で、生まれた子どもの実父とは異なる戸籍上の父親がいる場合には、特別養子縁組のための裁判のプロセスで、戸籍上の父親の同意確認も通常なされる。女性にとっては、実質関係のない男性の意向確認を追求されることで、大きな心理的負担を迫られることとなり、戸籍上の父親にとっては、自分とは本来無関係の裁判である。

そもそも特別養子縁組は、「父母による養子となる者の監護が著しく困難又は不適当であることその他特別の事情がある場合において、子の利益のため特に必要があると認めるときに、これを成立させるものとする」（民法八百十七条の7）ものである。出産した女性が、元夫や親に出産の事実を知られることで、たとえば自殺を考えるほどの特別な事情があり、元夫や実父にあたる男性、親権代行者が子どもの養育を希望しないことが明らかであるような場合には、子どもの利益、つまり永続的な家庭養育の保障を優先するために、戸籍上の父親や親権代行者の同意確認なしで早期に成立させるべきである。

現制度の課題

二〇二二年九月に法務省・厚生労働省が発出した、いわゆる「内密出産」についてのガイドライン（以下、GL）[*5]では、実親・子どもの個人情報の管理や開示方法、費用負担については、対応した医療機関に任されており、つまり「内密出産」を扱った医療機関の自腹となることが暗黙の了解となっている。長年の妊娠葛藤相談対応の実績の末に、いわゆる「赤ちゃんポスト」である「こうのとりのゆりかご」に取り組み、孤立出産の助長への非難がある中で「内密出産」にも取り組む状況となった一医療機関が、自腹を切ってこれに対応し続け、個人情報を抱え続ける現状は、早期に解決しなければならない。また、「内密出産」を選択した場合、子どもが自動的に施設に保護されることも、「新しい社会的養育ビジョン」（二〇一七年八月）にある「未就学児の施設入所は原則停止」に反し、子どもの早期家庭養育へ向けた国の方針と対立する。

一方、「内密出産」のみが、当事者の自己負担なし、名前や住所、生年月日を開示しなくてよい、戸籍に子どもが入らない「唯一の秘策」となってはならない。GLには、子どもの出自を知る権利の重要性や出産前後に得られる支援等について説明を行うとあるが、妊娠を知られたくない女性への「出産前後の支援」などには具体的にどのようなものがあるのか明記されていない。前述のような、他者に妊娠が知られていく幾重ものハードルをなくす策こそ、早急に練られることが求められる。

＊5 法務省・厚生労働省事務連絡「妊婦がその身元情報を医療機関の一部の者のみに明らかにして出産したときの取扱いについて」。

「知られたくない」相手とは

子どもを特別養子縁組で託す選択をする女性たちと接していると、親や職場・学校には絶対に知られたくないという強い意志があり、医療機関を受診することや保健センターに連絡することはかたくなに拒んだとしても、生まれてきた子どもやその養親となる夫婦に対しては「何も隠したいことはない」とあっさり言われることも多い。自身の名前や生年月日はもちろん、妊娠に至ったいきさつやこれまでの葛藤まで、「子どもに言わないでほしい」と懇願する女性にはほぼ出会わない。知られたくない「他者」とは、親や職場・学校などであって、子どもに対してもいったん個人情報を封印する「内密出産」を必ずしも希望しているわけではない、そんな心理を垣間見《かいまみ》る。フランスで「匿名出産」を選択する女性が毎年六百人前後いる中でも、子どもに一切情報を残さないという女性は一人いるかいないかという状況に鑑《かんが》みても、女性の背景と子どもへの思いは別次元であることがうかがえる。

子どもの知る権利と女性の知られたくない権利とは、必ずしも対峙《たいじ》するものではない。自分では養育ができなくても、子どもに対する思いは伝えたいと望む女性がほとんどだ。支援者はその気持ちの表出を支援し、聞き取り、記録し、保管する。子どもが知るべきこのような情報は、「いったん子どもから第三者によってすべて引き離され、運がよければいつか辿り着ける」といったようなものであってはならない。

子どもの知る権利を守るために

実親情報には、大きく分けて次の二種類がある。

A：父母の氏名、住所、生年月日といったID情報。

B：父母の病歴や体質、体格、性格、趣味や特技、特別養子縁組に至った事情・背景、子どもへの思いといったストーリー。

子どもがその母親から分離されたときから、養育者となる養親夫婦は、子どもに遺伝するかもしれない病歴や体質を知っておき、子どもに対しては、上記Bにあたる産みの親の思い、ストーリーを日常生活の中で語り続けることは重要である。他者に知られないように出産するしかなかった産みの親の生い立ちや背景、心情をていねいに聞き取り、記録し、母子分離の際には引き継ぎ、そのストーリーまでもが子どもから分離されることがないようにすべきである。

いわゆる「内密出産」で生まれたという事実をネガティブにとらえて、子どもには虚偽のストーリーを作って語るようなことは決してあってはならない。産みの親は、孤立出産して子どもを死なせる選択をせず、大きな犠牲を払って助けを求め、そのようにあなたの命を守った人であるということを、日々の会話の中でていねいに子どもに語る必要がある。それは、母子分離後にはじめに養育する大人が養親夫婦であればもちろん、そうではなく、まず施設に保護される場合は施設職員が、新生児に対してもためらわずに語る習慣をつけ、そのような環境で子どもの知る権利を当然のこととして保障することが求められる。

子どもにとって一番知りたいと思う、自分に対する産みの親の思い、どんな女性か、なぜ自分を手放すことになったのかというB情報は、必ずしもＩＤとなるＡ情報がなくてもはじめから子どもに語ることができるものであり、同時に、養親と子どもとの会話の中で、苦境にあった産みの親の幸せを願い続けるきっかけにすることができる。

産みの親は、自分が出産した子どもを忘れることはない。生まれた子どもも、産みの親がいなかったかのように生きていくことはできず、欠けたパズルのピースのように慕い求める思いを多かれ少なかれ抱き続ける。他者に知られたくない妊娠をした女性像をどのようにとらえ、どのように養育者と子どもに語るのかという真実告知の重要な部分を扱えないのであれば、その女性の情報を聞き取り、記録することはきわめて難しいであろう。ここに、どのような医療機関が「内密出産」を扱い、どのような機関が実親と面談し、その子どもの特別養子縁組をあっせんするのかを評価し、厳選していく意義がある。決して善意ある医療機関による手挙げ式でできる実務ではなく、また、ＧＬにあるような児童相談所、自治体の母子保健担当職員、保健師などが、「職種的に知見がある」と見なされるべき分野でもない。

ドイツでは、法で定められた専門性の高い妊娠葛藤相談所が、女性に対し「内密出産」に関する情報提供や手続きを担い、ＩＤ情報を封印する。[*6] フランスでも、「匿名出産」を希望する女性がいれば、訓練を受けた専門職が要請から二時間以内に医療機関に駆けつけられるよう、各県に二〜三人配置され、女性と面談し、国へ報告している。日本でも、たまたま善意から手を挙げた医療機関が独自の方法で「内

＊6　ドイツにおける「内密出産」の詳細は、p.17〜を参照。

密出産」を行い、現ＧＬに沿って専門性のない自治体職員に同席を求め、子どもへの真実告知が曖昧なことになる前に、「内密出産」の役割を果たす機関・人材の訓練、真のＧＬ作りと法整備、財源確保が求められる。

また、「内密出産」が語られる際には、子どもの知る権利の議論が必ず伴うが、子どもの知る権利は、「内密出産」で生まれた子どもに限って守られるべきものではない。児童相談所や民間あっせん機関を通して委託される多くの養子たち、施設や養育里親のもとで養育されている子どもたちにも、等しく保障されるべき権利である。[*7]

実親から子どもが分離されるときの聞き取りと記録、子どもへの実親についての伝え方（真実告知）は、どの児童相談所でも、あっせん機関でも、どの施設職員でも訓練され、すべての社会的養護下にある子どもに対して徹底されていなければならない。子どもが知れば傷つくような妊娠の背景がある例や、虐待により一時保護された子ども、母子分離後に実親と連絡がつかなくなった子ども、実親との再統合の見込みがない子どもに対し、それでも虚偽のストーリーを作らず、隠さず、実親が抱える生きづらさや生い立ちを理解し、消化していけるよう、小さい子どもにも理解できることから日々真実告知していく土壌を備える必要がある。そのような社会的養護下にある子どもの知る権利を保障する専門性なくして、「内密出産」においてのみ特別に子どもの知る権利を扱おうとすることは、はじめから実りを期待できない土壌にいきなり木を植えるようなものになりかねない。

今後、制度の検討をするに当たっては、医療機関や児童相談所、民間あっせん機関との十分な情報

＊7　子どもが出自を知る権利は、日本も批准している「児童の権利条約」およびそれに基づく「民間あっせん機関が適切に養子縁組のあっせんに係る業務を行うための指針」に明記されている。

交換をしつつ、次のような議論により、現場の実務に見合うものとすることが求められる。

〈「内密出産」制度の検討に当たっての議論のポイント〉

① 実務者の選定

・どのような基準で「内密出産」が可能な医療機関として許可するのか。許可の取り消し基準をどのようにするのか（許可なしで手挙げ式で実施可能とするのか）。
・実親の個人情報（ID）を誰が聞き取り、どこが保管し、どのように子どもに開示するのか。
・実親と面談をし、必要な情報提供、聞き取りをする専門職の訓練をどこがどのように担うことで質を担保するのか。
・虚偽のストーリーを作らずに子どもに真実告知をすることを含む、養親子への長期伴走は、どこが担うのか。
・制度開始前の医療機関や児童相談所、民間あっせん機関の土壌作りはどのようにするのか。
・出産・入院費用の財源は、どこが負担・捻出するのか。

② 周辺支援

・どこがどのような「内密出産」とすることが可能となる出産前後の支援を担うのか。産前・産後の居場所の確保、出産費用・生活費の経済的負担、子どもの知る権利へ向けた支援など。必ずしも「内密出産」にしなくてもよいと判断される場合の具体的な支援、「内密出産」とする場合の支援とは何か。

③ 手順

・実親の翻意《ほんい》（同意撤回、「内密」の解除）、戸籍の編製のし直しは、いつまで可能か。
・児童相談所長もしくは養親による特別養子縁組の申し立ては、いつから可能とするのか。
・子どもの退院時からの家庭養育は、どのように保障するのか（施設入所の原則停止をどのように保障するのか）。退院日の里親・養親への委託は可能か。

・母親が全く身元を明かさなかった場合、実母不明のまま出生届の提出→子どもの単独戸籍→家庭裁判所へ特別養子適格の確認の申し立てという手順となるのか。民間あっせん機関による委託と児童相談所による委託との選択はどのようにするのか。

④実母が外国籍である場合の扱い

このような課題を乗り越え、日本で「内密出産」を制度化することは容易ではない。しかし、善意の医療機関に委ねたまま放置せず、国として前進しなければならないことは確かである。一方、必ずしも「内密出産」という方法をとらなくてもよい状況の女性までもが、経済的負担や親や周囲に知られることから免れるために「内密出産」を選択することがないよう、少なくとも妊婦健診や出産費用の全額公費負担、産前・産後の居場所確保、早期の特別養子縁組あっせんといった全国共通の「異次元の支援策」を早急に明示することが求められている**（図2）**。

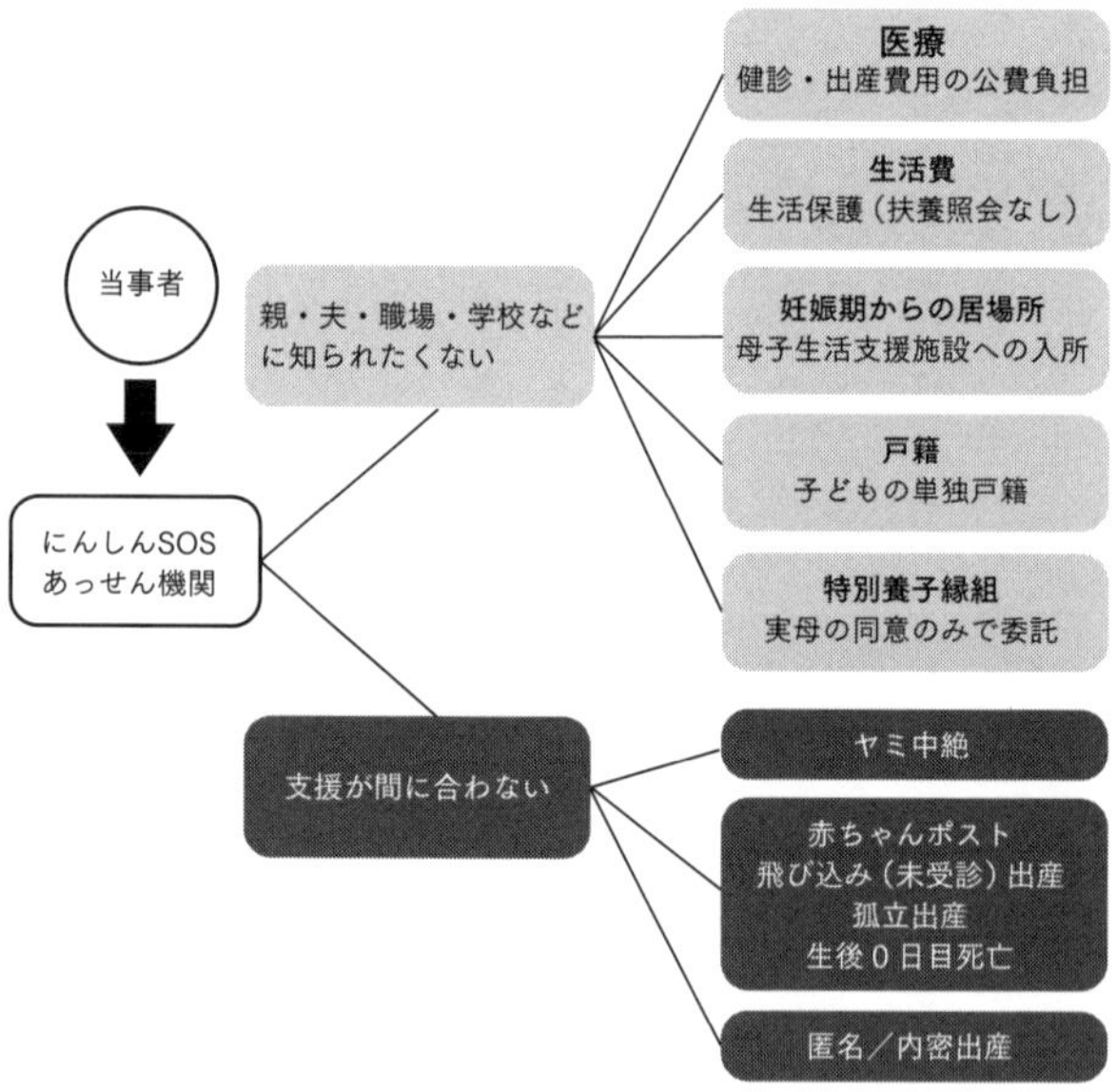

図２　「知られたくない」女性への支援策の理想

「知られたくない」妊娠と医療職——期待される役割

佐藤 拓代

妊娠した女性に対する医療職の役割

過去に産婦人科の臨床現場を経験した筆者は、不妊治療や高度な医療に対する医療職の役割が大きく変わってきたものの、人工妊娠中絶や産んでも自ら育て（られ）ない女性に対する支援は不十分なままではないかと感じている。

人工妊娠中絶は、女性が意向を伝えると、費用が負担でき、同意書の問題もない場合は、手術が予約され、進行する。しかし、自ら希望して中絶をする女性であっても、児を失った喪失感はある。近年のように命の重要性が義務教育でしっかり伝えられていると、「私は赤ちゃんを殺したのだろうか」と、女性が罪の意識を抱く場合も出てきている。また、医療者としては当たり前にある日常医療であっても、当事者の中には、初めて内診台に登り、どのような診察を受けるのか全くわからないという場合もある。

妊娠の確認のために受診し、実際に妊娠と判断されると、健康保険は適用されず全額自己負担になる。産もうにも出産育児一時金（二〇二三年度から五十万円）を超える自己負担が生じ、自由診療の人工妊娠中絶では十二週未満は十数万円、十二週以降は数十万円かかるのが日本の現状である。若い人は出産・育児をぜいたく品のようにとらえているという。

また、人工妊娠中絶は特殊詐欺、いわゆる「オレオレ詐欺」の手口に使われることもあるため、だまされているのではないかと感じた男性が、女性との連絡を絶つ場合もある。

このようにハッピーな状態ではないと思われる女性がようやく受診に辿り着いたとき、医療者は、その人が既婚か未婚かよりも、女性器の診察が初めてかどうかなどを把握し、情報提供を行うとともに、女性が自分の意思で理解に応じ、産むか産まないかを決定できるようサポートすることが必要である。ただし、これは保険診療には反映されておらず、いわば医療機関の持ち出し行為であり、いずれにしても費用がかかる。

女性にとって医療の窓口となる医療職はこれらの点を踏まえ、医療機関内でも助産師、看護師、医療ソーシャルワーカー（MSW）などの役割分担による支援体制を組まなければならない。最初に医療に対して後ろ向きのイメージを持つと、女性は医療から遠ざかり、子どもの〇《ゼロ》日死亡に至りかねない。

中絶可能な時期の妊娠では、当事者の年齢や判断能力がどうであっても、家族やパートナーではなく当事者の思いを聞くことが重要である。これにはインフォームド・コンセントのアプローチが必要で、医療機関内でも事前の打ち合わせと連携体制の構築が必要である。

また、産まざるをえない時期の妊娠であり、産むことを選択した場合は、自治体の母子保健関係部署の保健師につないでほしい。出産費用負担がネックになっている場合があるため、MSWと連携し、自治体に母子健康手帳を取得しに行くこと、妊婦健康診査の費用補助があること、出産費用についても全額自己負担ではなく、出産育児一時金などがあることを伝える必要がある。妊婦健診は、次回の予約をしていたとしても、必ずしも受診するわけではない。女性がほかの医療機関を受診しているかもしれず、受診先に関する情報は、妊婦健康診査受診票などを発行している自治体でも結果が返ってくるのは約二か月後であり、緊急事態には間に合わない。

特に、産まざるをえない時期の妊娠では、女性との信頼関係を構築し、次の受診予約日に現れなければ連絡をとれるようにしなければならない。産んでもあなたが育てなくてもよい選択肢があるということ、特別養子縁組[＊1]のことも伝える。そして、これを選択する場合の相談先としては都道府県等の児童相談所だけでなく民間の特別養子縁組あっせん機関もあると伝えられる基礎知識も持っていたい。児童相談所では、養子縁組を都道府県等の枠組みで行うことから、相談してきた女性が「自分が産んだ子どもと出会うかもしれないから、児童相談所でないところで対応してほしい」と希望することがある。

民間のあっせん機関は、全国レベルで養親を決め、産みの親と子どもとの関係が全くない場合（closed adoption）、交流は閉ざさずに直接面会交流を続ける場合（open adoption）、仲介者を介した面会交流がある場合（semi-open adoption）がある。産んだ親が希望する方法に辿り着くよう支援することも重要である。なお、民間のあっせん機関は、全国妊娠SOSネットワークのホームページにもリストを掲載している。このような情報を伝えることも重要である。

妊娠したことを誰にも知られたくない女性の出産への支援、「内密出産」

かつては、女性が産婦人科を受診するのは、子どもの父親や家族との話し合いで産むか産まないかを決めてからが多かった。性行為をするのは婚姻してから、また、若くして結婚し、中絶や流産を経験したとしても、「次の妊娠がある」「またすぐに妊娠できる」と、医療現場でもきちんと向き合った支援がなされているとは言いがたい状況だった。産まざるをえない妊娠週数であれば、親の庇護《ひご》下にある年齢なら親に言うことを、独り立ちしている年齢ならパートナーに伝えることを指導していた。しかし、親に絶対言いたくない、パートナーと連絡がとれないという場合などには、どうしていいかわからず、子どもがお腹にいることを「なかったこと」にしてしまおうとする。

医療機関の関わりがなく、出産を手助けしてくれる専門職がいないまま出産した女性が、産後の不安定な体で子どもを託しに行く、いわゆる「赤ちゃんポスト」である「こうのとりのゆりかご」を国内で初めて設置した熊本市の慈恵

＊1　p.11 を参照。

病院が、母子の安全が確保されないこうした出産への支援の視点などから、「内密出産」の扱いを開始した。「内密出産」は、別項に記載されているように、日本では法的バックアップがなく、当該医療機関のみが費用を負担することになり、生まれた子どもは児童相談所の保護下で乳児院に入ると考えられる。子どもがある年齢になり、自らの出自を求めた際には、当該医療機関の一人の個人のみが把握している情報を提供することになっている。「誰にも知られたくない」ことに対しては医療機関の持ち出しによる出産、子どもが出自を求めることに対しては医療機関のただ一人が知る情報を提供する、という二つの対応をしている。

これまで国と管轄自治体、医療機関の検討の中で出されてきた方針が、二〇二二年九月に都道府県等に対して発出された法務省・厚生労働省事務連絡「妊婦がその身元情報を医療機関の一部の者のみに明らかにして出産したときの取扱いについて」、いわゆる「内密出産」ガイドラインである。「内密出産」を推奨するものではなく、女性への説得の場には行政機関の同席が望ましいこと、受け入れ医療機関では都道府県等への情報提供の規定を明文化すること、診療録で事実と異なる氏名等が記載されていても法律違反とはならないことなどのほか、市区町村長の職権による戸籍作成、児童相談所長による親権の行使、特別養子縁組制度の活用などに言及されている。子どもが出自を知る権利については、妊婦の身元情報の取り扱い規定を明文化することと、子どもに対して何歳で情報開示するかを母親に説明することなどに加え、情報は永年保存が望ましいことなどが記載されている。

母子の安全を願う医療機関が、医療費の持ち出しや、親の情報開示に関して公的機関が担う体制が構築されていないままに始めたことに対し、国として示す方針は、本ガイドラインのみである。本ガイドラインの最後に「身元情報を全く明らかにせずに医療機関において出産することについては、児童の権利に関する条約[*2]及び児童福祉法の趣旨に合致しないものであり、子どもの出自を知る権利の重要性や出産前後に母子が得られる支援の観点から、こうした出産は可能な限り避けるべきである」とあり、身元情報を明らかにするよう関係機関から説得を行うことが記載されている。しかし、親身になって女性に対応した医療機関が説得しても困難であったことを、関係機関が代わったところで、それが成功するのはより困難であろう。

最後に、「内密出産」の導入に踏み切った医療機関の取り組みを評価するとともに、このような状況下にある女性の事情を聞き取る専門的な受容力と女性の選択に関する支援の力を評価すること、それらの力を習得するための研修の実施や、出産費用の自己負担の無償化、一人でも子どもを育てられるよう経済・生活に関する支援を充実させることが何よりも重要であることを述べ、本書が「こどもまんなか社会」を後押しする呼び水となることを期待したい。

＊2 「児童の権利条約」(p.58 を参照)を指す。

「Nursing Todayブックレット」の発刊にあたって

日々膨大な量の情報に曝されている私たちにとって、一体何が重要でどれが正しく適切なのかを見極めることがますます難しくなってきています。

そこで弊社では、看護やケアをめぐりいま社会で何が起きつつあるのか、各編集者のさまざまな問題意識（＝テーマ）を幅広くかつ簡潔に発信していく新しい媒体、「Nursing Todayブックレット」を企画しました。

あえてウェブでもなく、雑誌でもなく、ワンテーマだけの解説を小冊子にまとめる手段を通して、医療と社会の間に広がる多様な課題について読者の皆さまと情報を共有し、ともに考えていくための新たな視点を提案していきます。　（二〇一九年六月）

●

本書についてのご意見・ご感想、著者へのメッセージ、「Nursing Todayブックレット」で取り上げてほしいテーマなどを編集部までお寄せください。https://jnapcdc.com/BLT/m/

Nursing Todayブックレット・20

妊娠《にんしん》を知《し》られたくない女性《じょせい》たち
――「内密出産《ないみつしゅっさん》」の理由《わけ》

二〇二三年五月三一日 第一版 第一刷発行　〈検印省略〉

執　筆　佐藤拓代《さとうたくよ》・松岡典子《まつおかのりこ》・松尾《まつお》みさき・赤尾《あかお》さく美《み》

発　行　株式会社 日本看護協会出版会
〒一五〇-〇〇〇一 東京都渋谷区神宮前五-八-二
日本看護協会ビル四階
〈注文・問合せ／書店窓口〉
電　話：〇四三六-二三-三二七一
FAX：〇四三六-二三-三二七二
〈編集〉電　話：〇三-五三一九-七一七一
〈ウェブサイト〉https://www.jnapc.co.jp

デザイン　Nursing Todayブックレット編集部

印　刷　日本ハイコム株式会社

ISBN978-4-8180-2570-7